がんで余命ゼロと言われた夫の

命を延ばす台所

〜14年も生きた奇跡の料理レシピ〜

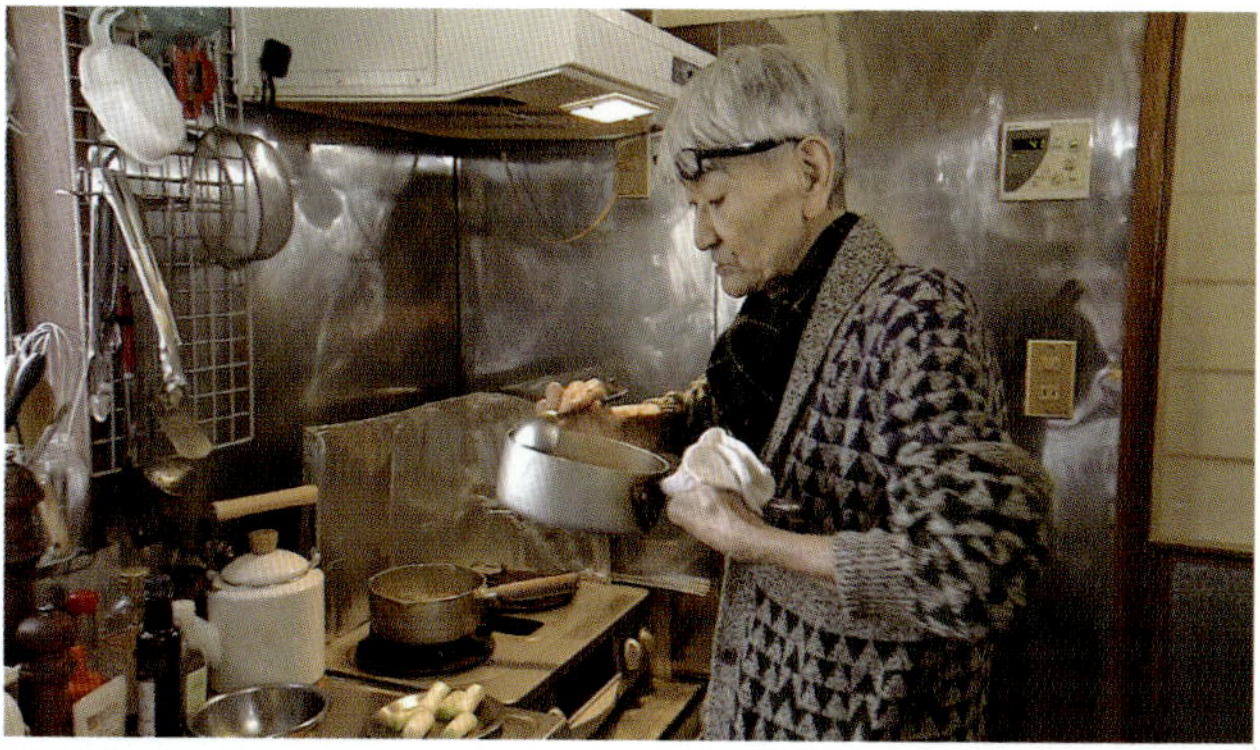

哲男氏

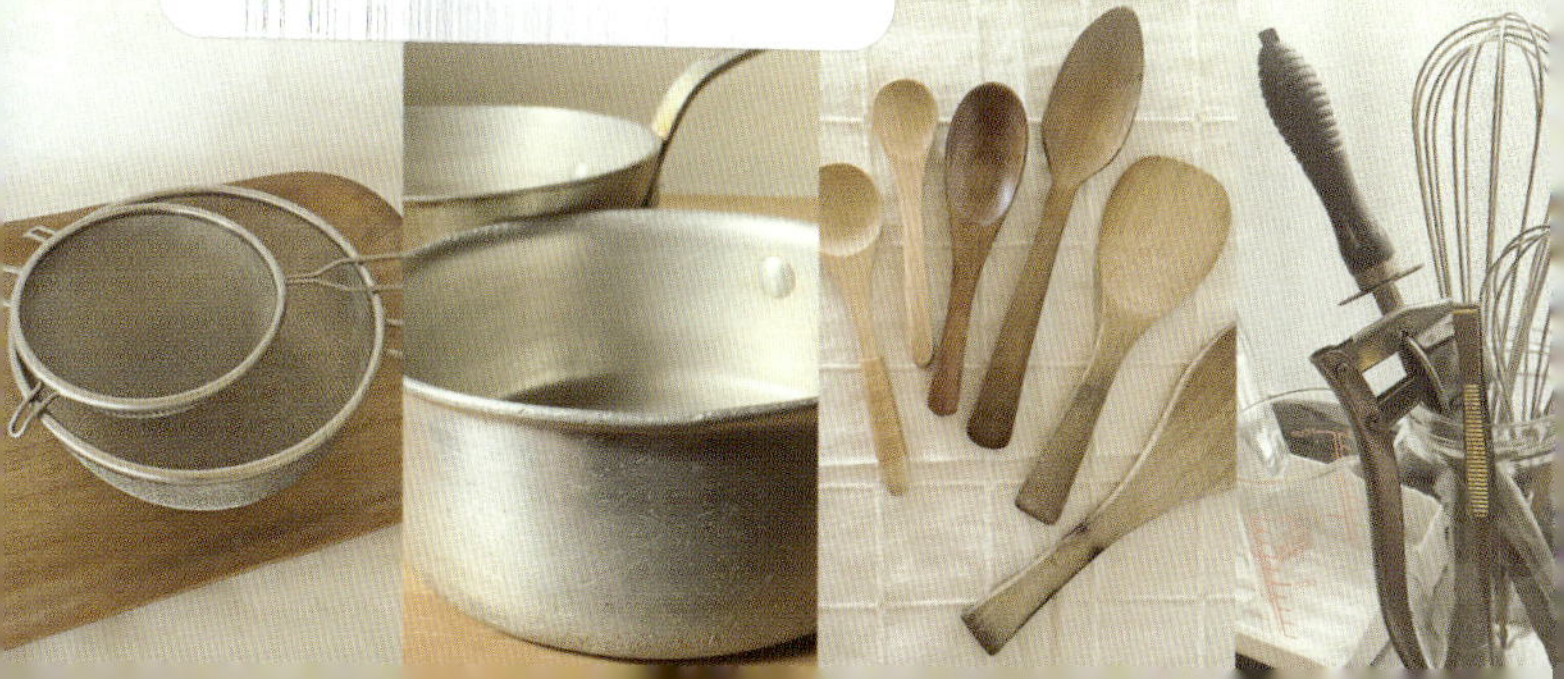

命を延ばす

献立 & レシピ

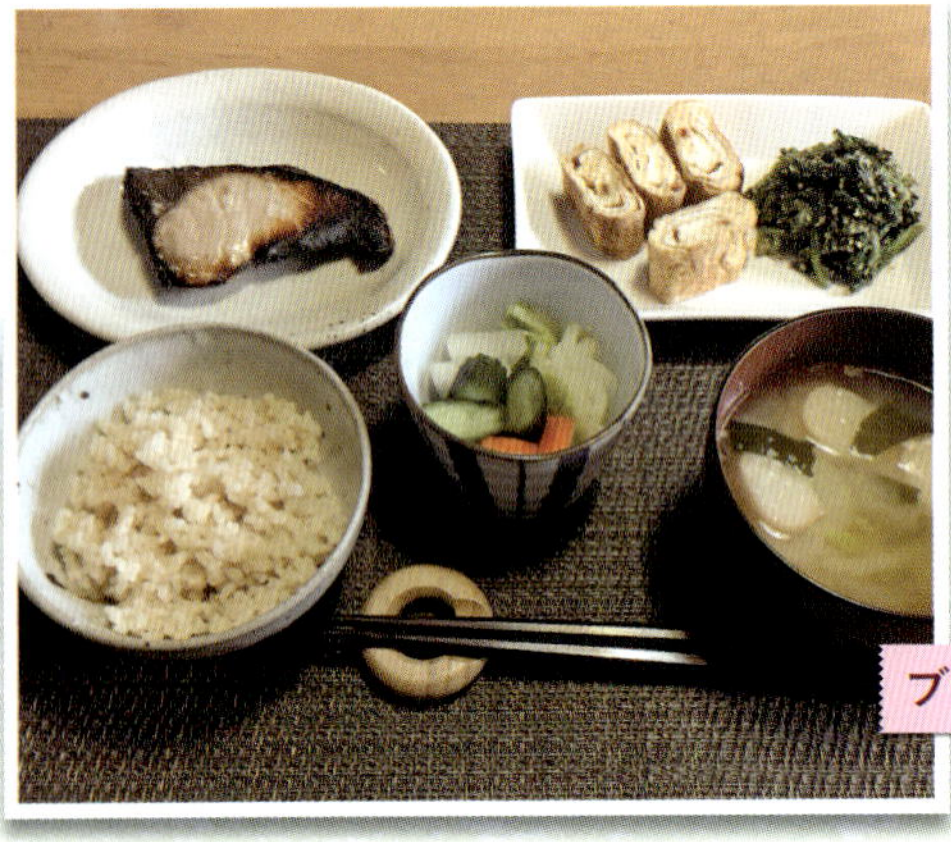

ブリの塩麹焼き

p.132

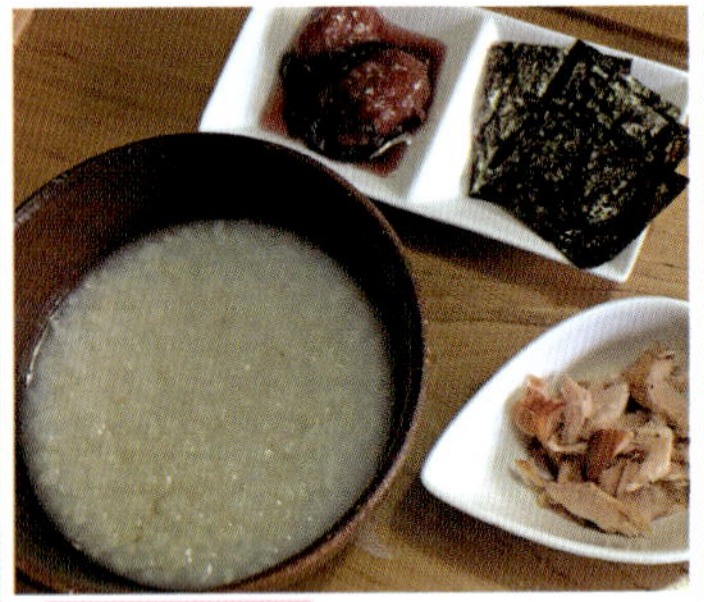

玄米お粥

p.125

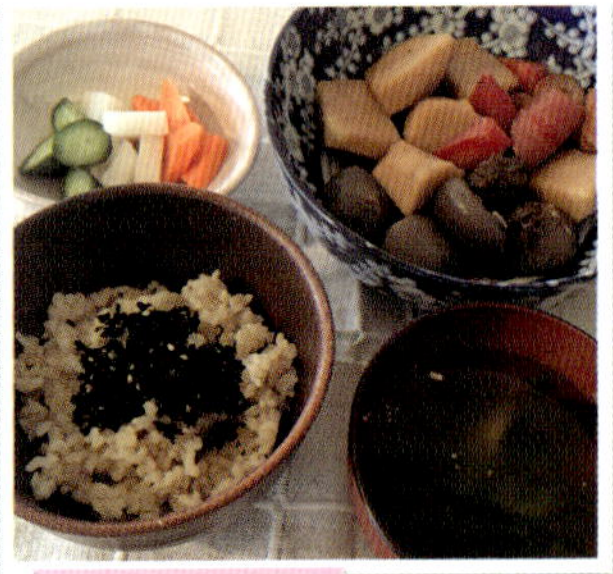

野菜の煮物

p.131

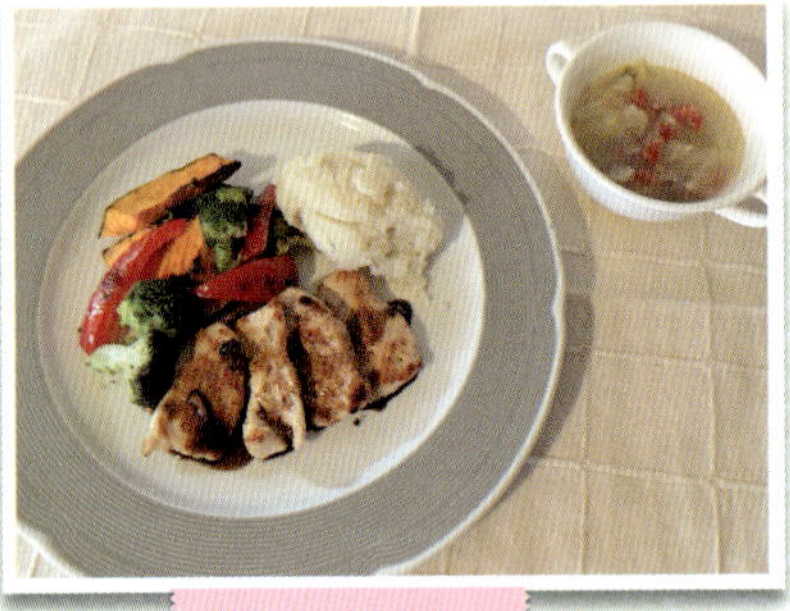

鶏むね肉ソテー

p.133

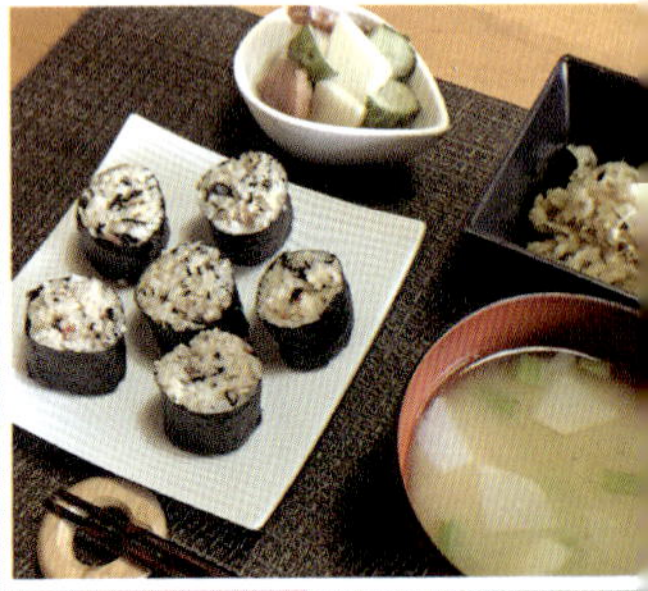

発酵づくし

p.130

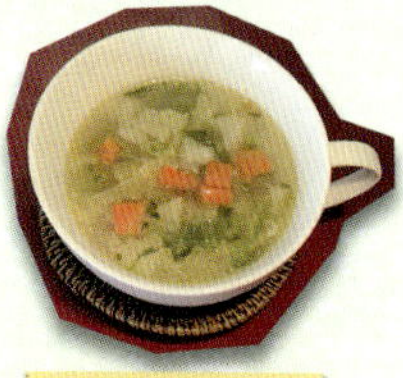

野菜スープ

p.117

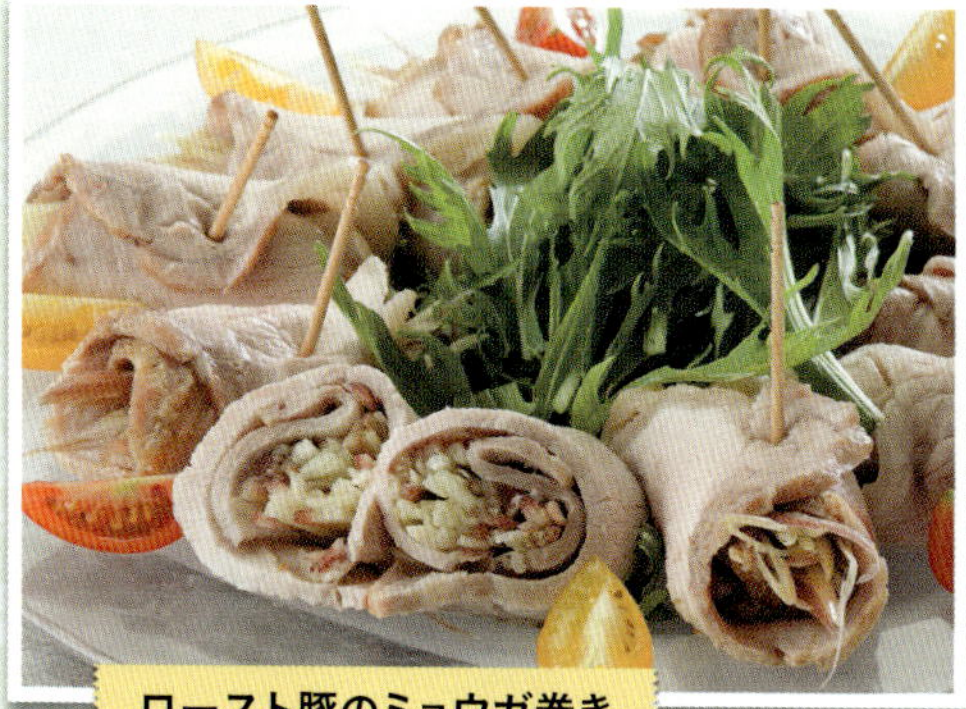

ロースト豚のミョウガ巻き

p.146

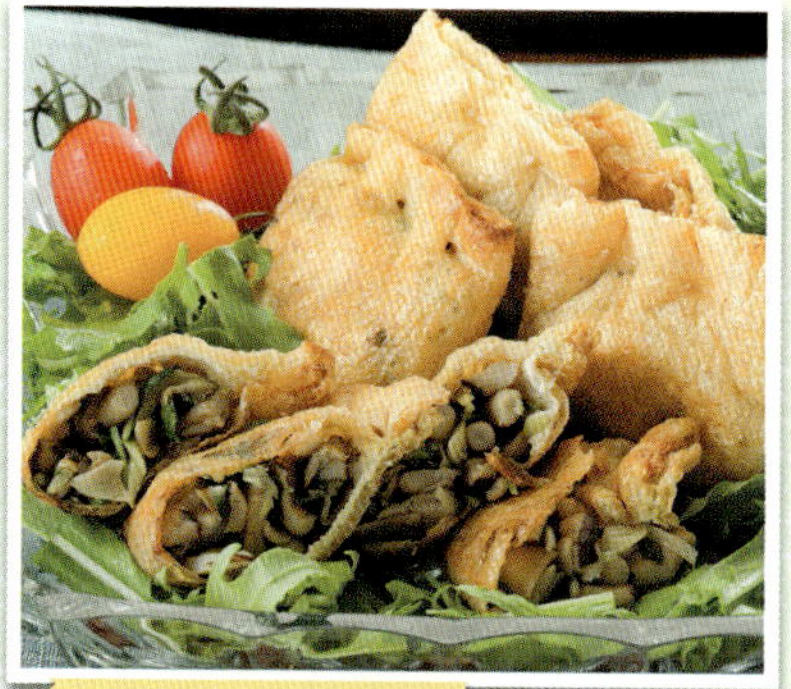

油揚げの野菜詰め p.141

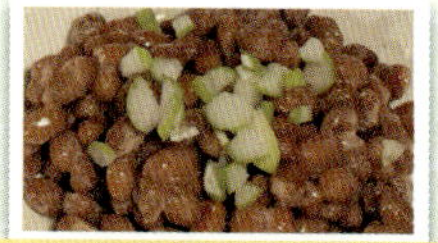

優れた発酵食品 納豆

p.135

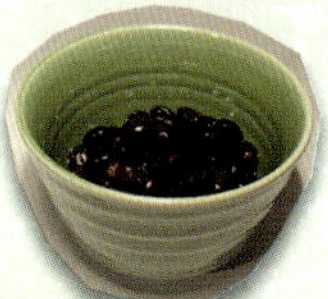

やみつき黒豆 p.145

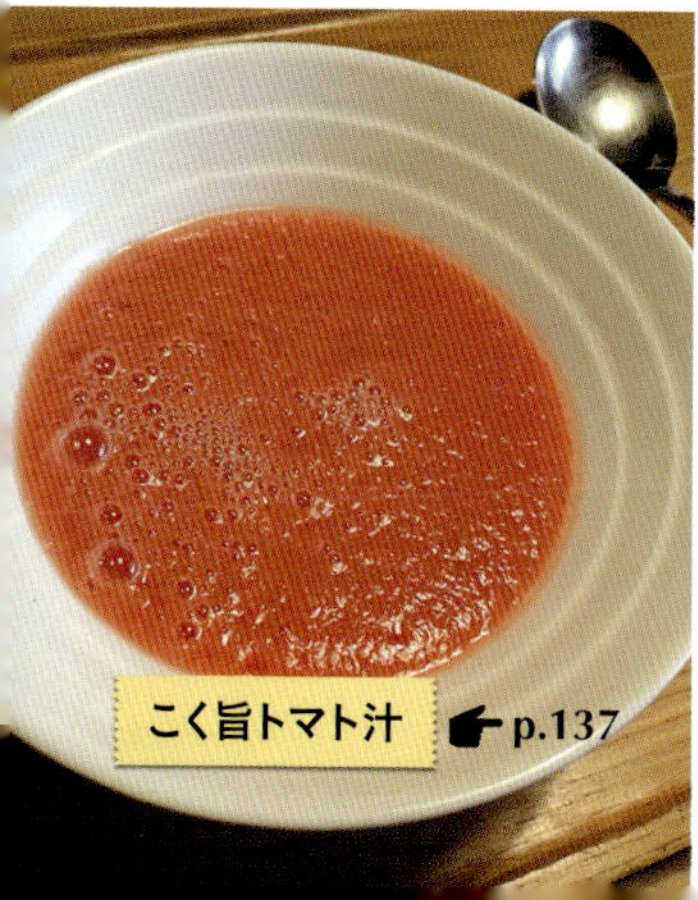

こく旨トマト汁 p.137

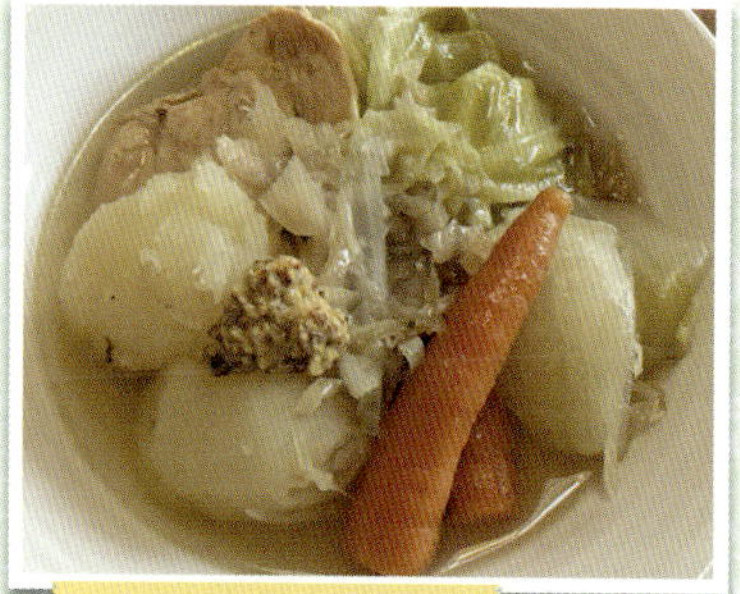

ザワークラウトポトフ p.153

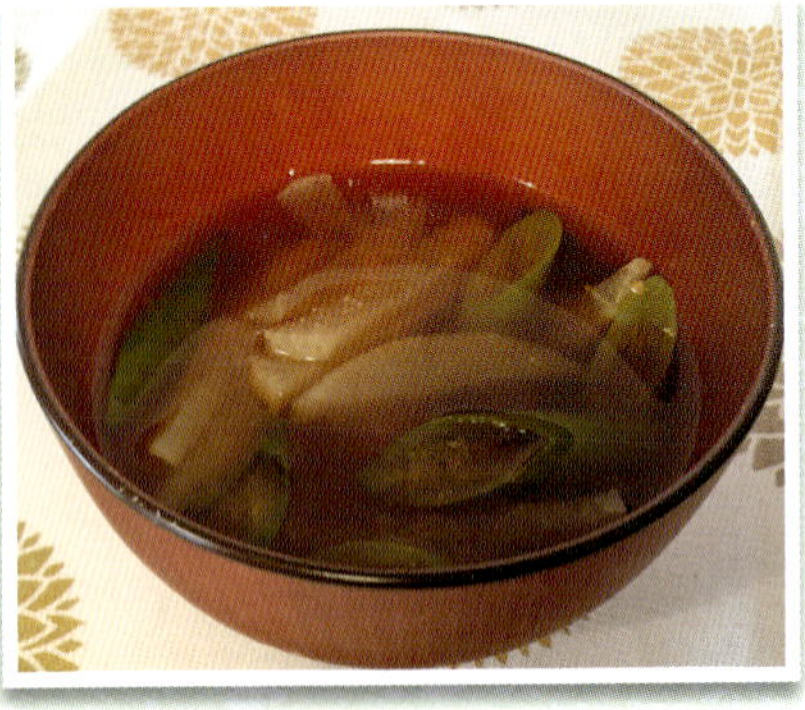

ぬるい味噌汁の作り方

熱々の味噌汁はNG。
酵素を生かすため、
60℃以下で仕立てること

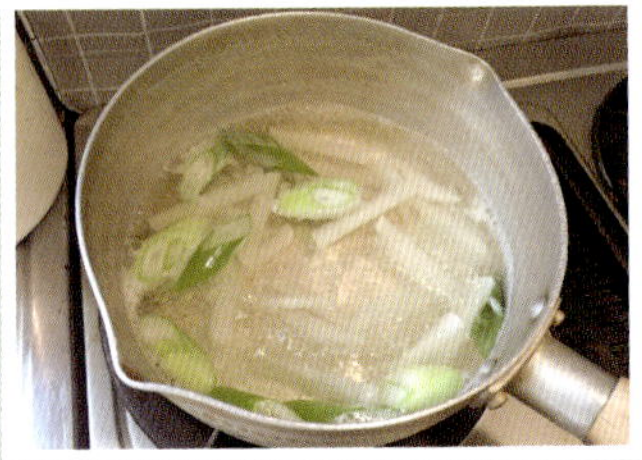

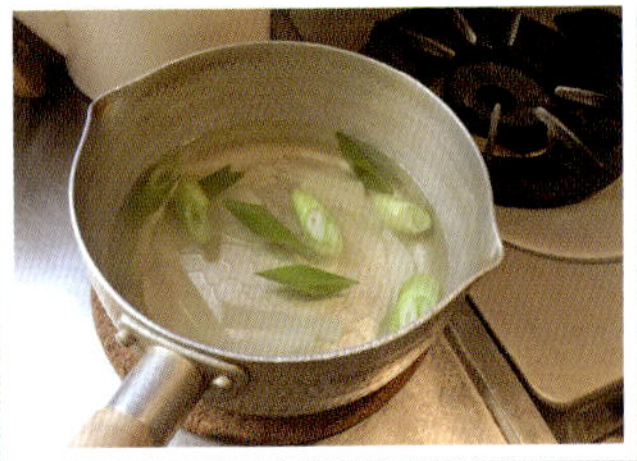

1 まず最初に、鍋で具（野菜など）だけを煮る。

2 具が軟らかくなったら火を止め、鍋をコンロからおろす。

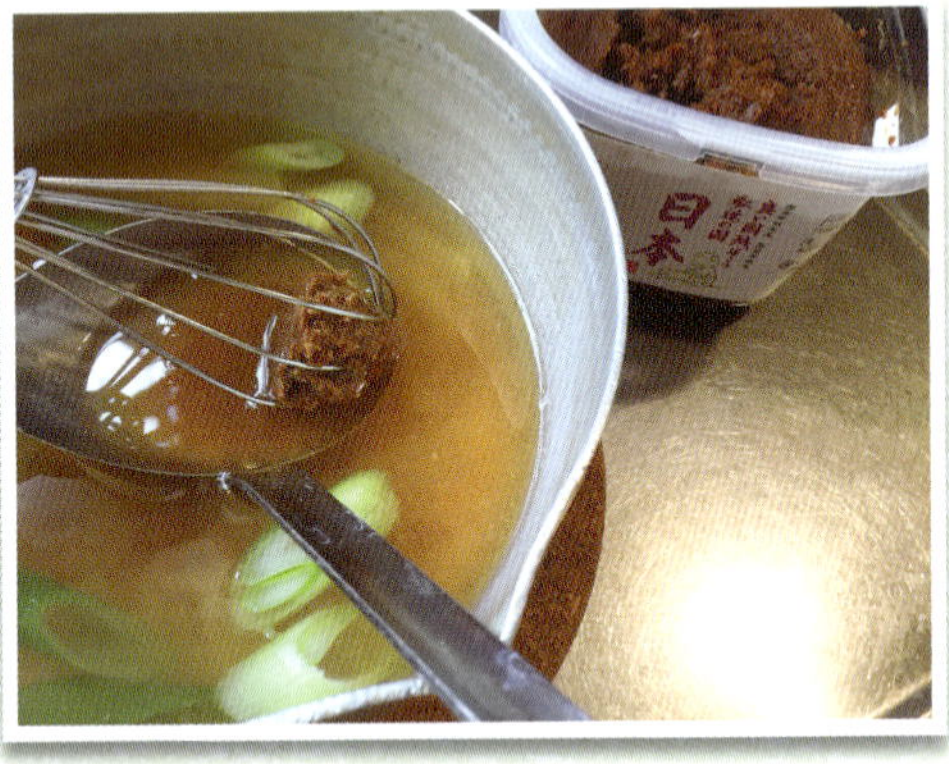

3 10分ほど冷ましたところで、味噌を溶き入れる。

がんで余命ゼロと言われた夫の命を延ばす台所

14年も生きた奇跡の料理レシピ

神尾真木子

GENTOSHA

はじめに

私の夫、神尾哲男は、長年フランス料理のシェフの仕事をやっていました。

頑固で一本気のところもありましたが、基本的にはユーモア溢《あふ》れる明るい人だったので、ありがたいことに多くのお客さまに慕っていただき、夫の作る料理にも、おかげさまでたくさんのご支持をいただいておりました。

それが、夫51歳のときのこと。末期の前立腺がんが発見され、すでに脊髄3か所と左鎖骨と左鼠蹊《そけいぶ》部のリンパ節にまで転移していたことから、病院で余命はゼロという診断を受けてしまいました。PSAという前立腺がんの腫瘍マーカーの値は、正常値が4ng／mℓ以下だというのに、夫のそれは1520ng／mℓという異常な高さ。医者は「生きていることが信じられない」と驚きました。

とにもかくにも入院して睾丸《こうがん》の全摘手術。さらに放射線治療と、ホルモン剤投与の治療を続けましたが、発熱と耐えきれないほどの吐き気やだるさなど副作用に悩まされるばかりでなかなか思うような効果は出ず、強い薬、より強い薬へと替えていったあげく、ついにもうこれ以上の投与はできない、あとは抗がん剤治療を残すのみと言われることに。

それに対して、薬剤の使用にほとほと疲れ果てて懐疑的になっていた夫が、「抗がん剤が投与されたら、命は助かるのか」と、担当医に詰め寄ったところ、夫の必死の形相に圧倒されたのか「それは……1か月が2か月になるくらいで……」という答えが返ってきました。

「もういい。病院や医者の世話にはもうならない。助からないというなら、自分でどうにかするまでだ」と夫は啖呵《たんか》を切り、振り切るように病院と縁を断った後は、命の源である「食」のパワーに頼ると決意して、独力で食生活の徹底的な改善に向かうことになりました。

人間の体の細胞は、ほとんどが新陳代謝で常に生まれ変わっている。その体は何からできているかと言えば、その人が食べたものでできている。それなら、食事のみで命のリセットをはかることもできるはず――。

妻の私に向かって、夫が声を張りながらそう言ったのを覚えています。

料理人ですから、食材や栄養などに関する知識は豊富。さまざまな食品を体に良いもの・悪いものに選り分け、調理を工夫し、自分の体で〝実験〟しながら、夫は来る日も来る日も体調が少しでも安定する食生活を模索し続けました。

末期がんだというのに医療を切り捨てるという一見無謀そのものに思えた夫の試みは、しかし、奇跡的にと言うべきか、信じられないほどの効果を見せ、「ゼロ」だった命は、1年また1年と延び、やがて10年も超えていき……その間もシェフを続けていた夫は、いつしか〝奇跡のシェフ〟と人々から呼ばれるようになりました。

長らえた命が14年目に入っていた2017年3月、同じようにがんを患っている人たちに、自分のやり方をぜひ知らせたいとの思いから、夫は『がんで余命ゼロと言われた私の死なない食事』というタイトルで、こうした体験をまとめた本を出版（幻冬舎刊）。ありがたいことに発売早々、大きな注目を浴びて多くの方々に手に取っていただきました。

「感動しました」「私もすぐに始めてみます」……など。出版社に届く感想の数々に、夫も「俺がやってきたことが少しは理解されたかな」と、うれしそうでした。

ところが、それからわずか2か月後。

まるで、自分が試みた〝命の再生への挑戦録〟を書き残すのが、最後にやり遂げるべき仕事だったかのように、夫はあっけなくこの世を去ってしまいました。

体験記が発売された日、夫は自分の本が並べられているのを地元の大きな書店まで見に行ったほど元気だったのです。その後も、本を読んだという友人知人の連絡をいくつも受けたり、担当編集者の方と電話で話したりの忙しくも幸せな日々を過ごしていたのですが、4月半ば過ぎになって突如意識が混濁状態に陥り、運ばれた病院でそのまま息を引き取ることに。もとより「余命ゼロ」の身でしたが、長年燃やし続けた命の火が、すっと消えた……そんな感じでした。

「『死なない食事』の著者が死んだ」。週刊誌が報じた見出しです。

「死なないようにしていたのに、死んじゃったんだ」。そういう声も耳に入ってきました。

でも――、人は必ず死にます。

夫は、あちこちに転移を抱えた末期がんの体で14年も頑張って生きたうえで、生涯を閉じました。享年64歳。身びいきかもしれませんが、妻の私としては、よくぞそこまで長生きして……と、心の底から褒めてあげたいと思うのです。

じつは、私たちが結婚したのは、ちょうど夫が末期がんとわかった直後でした。そんな病状の男性のもとによく嫁げるねと、周囲からはビックリもされましたが、愛する人ががんだからというのは、別れる理由にはなりません。

とは言え、余命ゼロという宣告を聞いて、短い結婚生活になるであろうことは漠然と覚悟しました。内心、「私が、この人の死に水を取らなくては……」と、緊張したのも事実です。

夫の本にも書いてありますが、がんになるまでの夫の生活の不摂生さは、それはひどいものでした。酒、タバコ、暴飲暴食……、大好物の甘いものは、羊羹《ようかん》なら1本丸ごと、かりんとうなら大袋をぺろりという有り様。正直言うと、夫が体調を悪化させて最初に病院の診察を受けたとき、私は確信しました。おそらく病名はがんに違いないと……。

けれども、それから後の日々は、私が想像もしなかった展開となりました。

夫は、後がない状況から命の再生に挑戦し続け、そして14年という時間を勝ち取ったのです。

末期がんの判定が夫の命を延ばしてくれた、と言ったら、おかしな言い方に聞こえるでしょうか。余命ゼロ宣告が結果的に夫の人生の第2幕を開けてくれたのだと、私にはそう思えてなりません。

末期がんを夫が患ったからこそ、短いと覚悟した結婚生活が長く続けられて、14年間も仲良く一緒に暮らしていられたのだと、私はしみじみ感じています。


夫の本の発売後、読者の方が出版社に直接かけてこられたお電話や読者ハガキ等の中に、より具体的な情報を求めるお問い合わせが多数ありました。

例えば「神尾さんが使っている○○を買いたいのですが」「△△を作るレシピをもっと詳しく教えてください」等々。

皆さまの熱心なお気持ちに驚き、かつ喜びながら、一連の質問にさらに細かくお答えする本が必要だね、と夫は言って、資料を整えるなどしておりましたが、突如叶《かな》わぬことに……。本書は、妻である私がその目的を遂げるために代わって筆をとったものです。

私たちの間には子供がいないので、いつも二人三脚の生活でした。

末期がんからの生還をはかって、夫の食生活が１８０度変わったときも、そばにいた私は、夫とまったく同じ食事を毎日摂《と》っていました。

私はがんでこそありませんでしたが、昔から胃が不快、肩が凝る、疲れがなかなかとれないなど、さまざまな体調不良を抱えた身でした。それが、夫と同じ食生活を長く続けたことで、すっかり健康体になりました。

そもそも前著を出した際、夫はこんな発言をしていました。「がんの方を手助けする本であってほしいのはもちろんだけれども、ふつうの人が手に取ってくれて、がんにならないように日々の食事を見直し、注意を払ってくれる、そんな読まれ方をされたら本望だ」と。

そんな夫の思いを私は全部知っています。そして、夫が口にしたものと同じものを摂り入れていた私の体は、彼の食事法の効果を依然として残しています。夫が作っていた料理をはじめ、夫の言葉、夫の工夫など。私が、見て、聞いて、手伝ったことのすべてを、この書に込めました。

夫の前著をお求めいただいた方には、さらなる情報源としてこの本を役立てていただけたら幸いです。

また、初めてこの本を手に取ってくださった方には、机上の健康論ではない、生身の体を以《もっ》て命のリセットを試みた夫の実録版のほうも、併せてご一読いただけるようでありましたら、大変うれしい限りです。

がんで余命ゼロと言われた夫の命を延ばす台所
14年も生きた奇跡の料理レシピ

目次

はじめに 003

第1章
とにかく前へ！夫は生き抜くことしか考えていなかった

▼常に明るく。すんだことにはとらわれない 018
▼何がなんでも体は絶対冷やさない 024
▼体を弱アルカリ性に保つ 031
▼ウイルスも〝社会毒〟も遠ざける 037
▼お日様と仲良しに。自然のパワーに寄り添って 041

第2章

妻から見た、命の再生をはかる夫の実践で効果大だったと思われる「食」のポイント

1▼主食は必ず玄米 051
2▼余計なものは体に入れない 056
3▼食材から命のパワーをもらう 061
4▼発酵食品を味方に 065
5▼甘いものは摂らない 069
6▼1日2食。腹6分目 074

第3章

「毎日使うからこそ最良品を」。夫の命を支えた厳選・各種調味料について

第4章

そのひと手間が命を延ばす。「死なない食事」作りの基本

▼夫がこだわった 塩 084
▼夫がこだわった 醤油 086
▼夫がこだわった 味噌 088
▼夫がこだわった 油 090
▼夫がこだわった 砂糖の代わり 092
▼夫がこだわった みりん 094
▼夫がこだわった 酢 096
▼食材の危険を遠ざけるために 102
● ホタテ貝殻の粉で野菜を洗う 102
● 肉や魚は塩でもむ 104
● 塩をして、ラップでくるんで少しおく 106

● 不要なものを熱湯で軽減 107
● 余分な脂はできるだけ落として 109
▼ＧＩ値に注意すること 110
● 低い値の食材を使用 110
● 値を低くする工夫 112
▼体を温める食品を摂る 113
▼安心な〝味付けの素〟を手作りして常備 113
● 万能うま味調味料 114
● 美味だし 115
● 水だし 116
──**だしを取った残りの具は、佃煮に** 117
──**だし汁があれば野菜スープも簡単** 117
● 本かえし 118
● ポン酢 119
● ノンオイルドレッシング 119
● ニンジンドレッシング 120
● ごまドレッシング 120

第5章

病とともに食を楽しむ。「死なない食事」作り・実践編

▼玄米ご飯を中心に——夫の献立例 124
◆玄米ご飯、食べ方あれこれ 124
◆玄米ご飯の、定番〝おとも〟 126
◆玄米ご飯＋おかず 127
—ある日の献立—
◆発酵づくし 130
◆野菜で軽めに 131
◆魚をメインにして 132
◆肉をメインにして 133
毎日の食卓で夫が心がけていたこと
—ぬるい味噌汁を飲み続けて、免疫力や自然治癒力をつける 134
—日本人の体をずっと守ってきた納豆や豆腐、豆類を積極的に摂る 135
▼美味&健康レシピ 生命力のある野菜で調理 136
●こく旨トマト汁 137
●カボチャスープ 138
●カブと長ネギのスープ 139
●酢味噌ダレと温野菜 140
●油揚げの野菜詰め 141
●彩り野菜のカレー風味煮 142
▼美味&健康レシピ 良質のたんぱく質を摂取 143
●手作りツナ 144
●やみつき黒豆 145
●ローストポークのミョウガ巻き 146

●鶏もも肉の照り焼き・アスパラ巻き 147
●鶏ささ身・わさび挟み焼き 148
●牛タタキ 149

▼美味&健康レシピ 植物性乳酸菌・発酵食品をたっぷり 150
●切り身魚の塩麹漬け 151
●ザワークラウト 152
●水キムチ 154
●ぬか漬け(ぬか床の作り方) 155
●ニンニクの酢漬け・醤油漬け 156

▼美味&健康レシピ 夫の体を支えた飲み物 157
●生姜茶 158
●玄米茶 159
●ドリンク酢 159
●きなこ豆乳 160
●梅ペーストジュース 160
●アーモンド乳 161

おわりに 162

第1章

とにかく前へ！夫は生き抜くことしか考えていなかった

常に明るく。すんだことにはとらわれない

〝奇跡のシェフ〟
と呼ばれた夫の言葉

死んだらどうしようなんて思うのは、時間のムダ。いま生きている、そのことだけを考える

末期がんで余命ゼロ。

医者からそう告げられたら、誰しもきっとうろたえたり取り乱したりしてしまうと思うのです。末期でなくとも、がんという病を得たことに耐え切れず、大の男が奥さまにすがって泣いたという話も聞いたことがあります。

けれども夫は、「そうか、仕方ないな」と言って、冷静に受け止めました。

もちろん、彼の心の奥底まではわかりませんが、動じた様子のない横顔を見て、私は夫らしいなと思いました。

「すんだこと、起きたことを、悔やんでも仕方がない。過去は過去」

それが夫の口癖でした。

「ああすればよかった、こうすればよかった」がいっさいない人でした。

自分たちは今に生きている。大事なのは今であり、この先。

初めての出会いから恋愛時代を通じても、ずっと変わることのなかった夫のこの人生訓は、命の限界を突き付けられたときでも揺るぎませんでした。

現実をありのままに理解し、入院で自分がいなくなる間の仕事の手当てを短い間にテキパキと行い、そして、いよいよ睾丸の全摘手術を受けるという前日のことです。

担当医から1泊だけ外泊許可をもらって病院から自宅に戻ってきた夫は、夕方「ちょっと街に」と言って一人でふらりと出かけ、帰ってきたときには、新しいパジャマが入った買い物袋をぶら下げていました。

「明日、これを着るんだ」と、広げて見せてくれたパジャマの模様に私はびっくり。

なんと、紺色の布地の上下服全体に大きな牛が何頭も戯れていたのです。ポップなホルスタイン柄ではありません。顔も胴体も尻尾《しっぽ》も全部ほぼリアルに描かれている見事な牛たちです。

「どうして、牛なの？」

「意味なんかないけど、病院でこれを着てたら、みんな見てくれるだろうし、なんかカッコいいかなと思ってさ」

実際に翌日、手術までの待ち時間の間、それを着て病院の廊下を歩いた夫は、ほかの患者さんたちや看護師さんたちから大注目を浴びました。

付き添っていた私は恥ずかしくてたまりませんでしたが、まんざらでもない表情の夫。病院内を1階ずつひと回りした後、最後に屋上へ行き、〝年貢の納め〟になるタバコを1本、よく晴れた真っ青な空に向かって美味しそうに吸い、そうしてゆっくりと自分の病室に向かって下りて行ったのです。

いま思い出しても、すごいパジャマ姿だったなと思います。むろん、微妙な緊張感を除《よ》けて私を心配させまいという心遣いもあったのでしょうが、元気で強そうな牛の柄を身にまとっていることで、「俺はくじけない。前だけを見ている」という夫の強い意思が伝わってくるようでした。

と同時に、どんなときでも（たとえ命の淵《ふち》にいてすら）ユーモアを忘れない、夫の天性ともいうべき明るさを、私は見た気がしました。

人を笑わせたり喜ばせたりするのが大好きで、いつも笑わせるタネを探しているような人でした。

手術がとりあえず無事終わり、体調が比較的安定していた時分には、「お見舞い返し」だと言って、夫はこんな紺色のTシャツを発案（P23参照）。100枚ほど注文制作し、友人の方々に配りました。そのTシャツの胸元には、2つの小さな〝丸〟と、それに添えたフランス語の言葉が。一見すると、シックでお洒落《しゃれ》なTシャツですが、フランス語を日本語に訳せば「これは私の大事なものでした。うんぬん……」という意味で、説明を聞いたお友達らは、思わず笑ってしまっていました。

「末期がんで余命ゼロ」という夫の病状を知って、当初はどういう顔で夫と接してよいのか戸惑っていた方も少なからずいましたが、このTシャツが、重苦しい壁をあっさり取り除いてくれたのは確かでした。

夫が亡くなって、少し心が落ち着いた頃、夫のタンスの引き出しの奥に保存してあった件《くだん》の紺色のTシャツを久しぶりに見て、私はつくづく感じました。それは、夫の命を長らえさせたのは、自分の体を使って試していった徹底的な食の改善と、もう一つ、底抜けに明るい性格も陰ながらあずかっていたのではないか、ということです。

そう言えば、楽観的な考え方をするほうが、ストレスが溜《た》まらず免疫力や自然治癒力も落ちない、と言われます。その反対に物事を悲観的にとらえてばかりいると、ストレスにさらされて体を傷めることになるのだと。

夫はまさしく前者。

病院や医者と決別し、食生活を大改善して自分の命の復活をはかることになったときも、悲壮感などはありませんでした。

それどころか、さまざまな食の工夫をエンジョイすらしているようでした。

「病気を楽しむ。食事を楽しむ」

誤解を恐れずに言えば、妻の目から見た夫の日常は、本当にそんな感じでした。

夫本人も、私を含めた周囲の人も、いつも笑っていた気がします。

余命ゼロから14年も生きた日々は奇跡だと称されましたが、明るいパワーが命を下支えしてくれる——もしかしたら、そういうこともあるかもしれないと、今がんで苦しんでおられる方に、私はぜひお伝えしたい気持ちです。

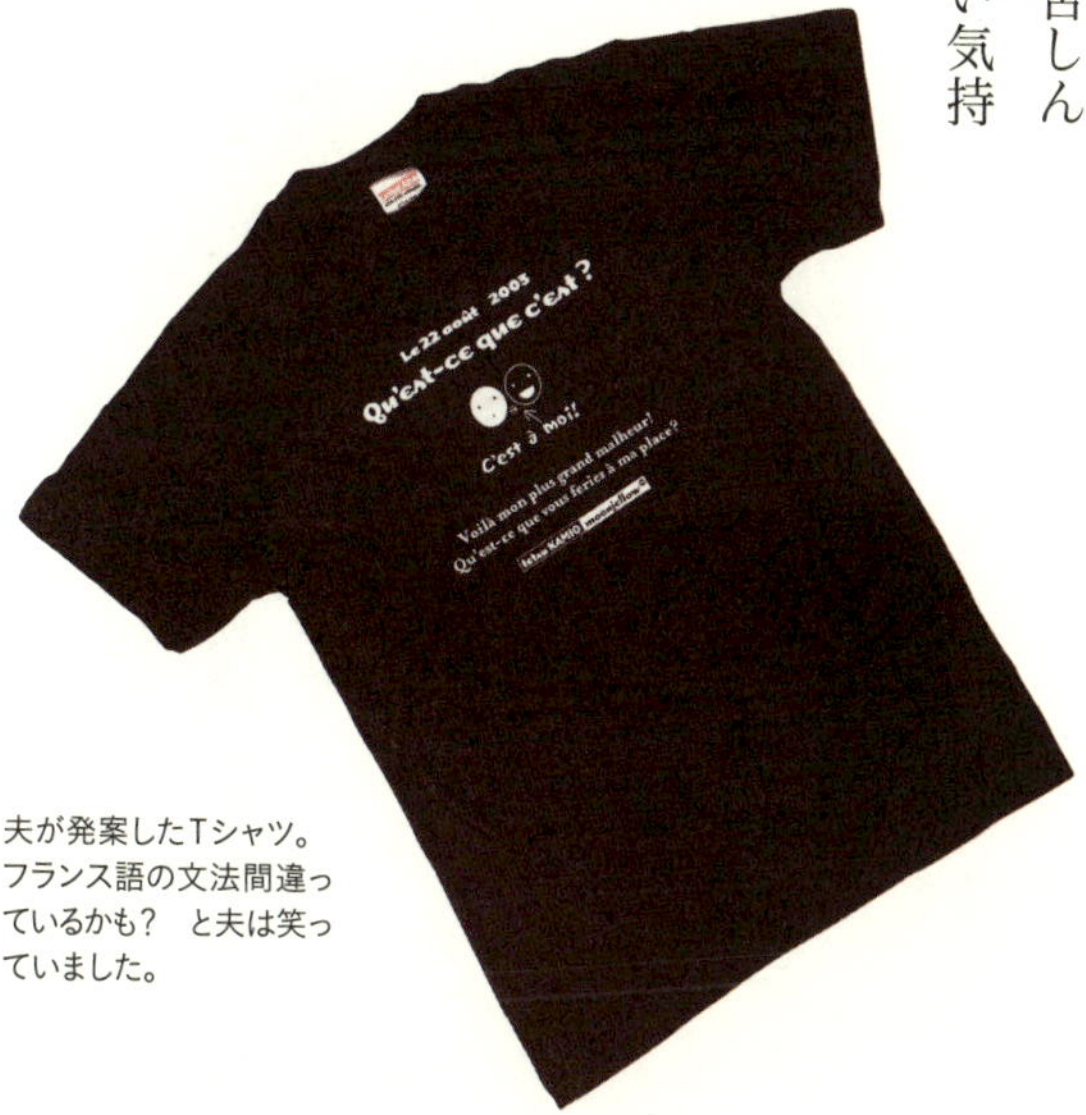
Le 22 août 2003
Qu'est-ce que c'est?
C'est à moi!
Voilà mon plus grand malheur!
Qu'est-ce que vous feriez à ma place?
KAMIO

夫が発案したTシャツ。
フランス語の文法間違っているかも？　と夫は笑っていました。

何がなんでも体は絶対冷やさない

"奇跡のシェフ"
と呼ばれた夫の言葉

がんとは闘わずに、がんの好きなことを我慢してもらい、嫌いなことを、申し訳ないけどやらせてもらって、上手に"付き合う"

病院での治療を断念して、夫が「これからは自分一人でやる」と決めたとき、正直言って「本当にそんなことができるのかしら」と私は思いました。

末期がんで余命がゼロという体を、素人が復活させるのは不可能なのでは、と尋ねると、夫はこう答えました。

「俺はがんと闘うつもりはない。がんと仲良くして大事に付き合っていこうと思っているんだ」と。

がん細胞も自分の体の一部。しかも、おそらくは自分の不注意、不摂生で生まれてしまった細胞。よく、がんが憎いと言う人がいるけれど、それはおかしい。がんは敵ではないんだ。敵としてやっつけようとすると、相手も自分なのだから、全面戦争になったら死しかないことになる。

だから、大事にして上手に付き合っていくのが一番、と夫は言いました。

そこまで聞いて、私はふと彼と知り合った昔の頃を思い出しました。

人見知りで、他人とのコミュニケーションが苦手だった私に向かって、彼はこのような言葉で、会うたびに諭したのです。

「君は嫌いな人を避けて通ってるだろう。でもそれじゃダメなんだ。自分の苦手な人、嫌いな人、そういう人ともうまく付き合えるようにならなければ」

「人を悪く言わない。人を嫌いにならない。人のいいところを見つけること」

「嫌いな人とあえて付き合うことも大事」

「面倒くさいと思ったら、人生の財産は増えない」

……など。ときにはうるさいなとも思いましたが、夫とは年齢が16歳も離れていたこともあり、やはり人生経験を長く積んだ人の言葉には、説得力を感じました。

おかげで、私はどうにか他人様《ひとさま》とあまりドキドキせずにお話しできるようにはなりました。けれども、このたびは「がんとも仲良く付き合う」と言う夫。私がその真意を測りかねていると、「人間関係と同じこと」だと。相手への理解は、相手の好きなこと、嫌いなことを知っておくことが大事なように、がんの好きなこと、嫌いなことが詳しくわかれば、そこから効果的な向き合い方が見えてくる、と言うのです。

ただし、対人間の場合は、相手の好きなことを尊重しますが、がんの場合は、その反対。好きなこととは、すなわちがん細胞を増やしてしまうことだから、それは悪いけど勘弁してね、と。そして、嫌いなことをやるけど、ちょっと我慢してね、と。そんな感じだと夫は言いました。絶滅ではなく共存作戦をとろうということです。

「お願いだから棲《す》んでいるその場所でじっとおとなしくしていてほしい。仲間を増やそうと思っても無理だからあきらめてね」。がん細胞に心の中でそのような声をかけている、と、夫は先の本で述べていますが、がんを敵視せず、しかも擬人化して友好的にとらえたのは、いかにも夫らしいユニークなことでした。

何しろ、病院や医者とは縁を切った身。生き抜くために、何をどうすればいいかは、こちらサイドで見つけ出さなければなりません（私もできることは手伝おうとしていましたが、今振り返れば、気持ちが落ち着かず、どこかおろおろしていただけだった気もしますけれども）。

とにかく、キーワードは「がんが〝好きなこと〟」――。

がんで体調が整わない中、必死で書物やネットに首っ引きであたった結果、夫は「がんは低体温（35度台）になると、がぜん活動する」という情報をピックアップ。その大好きな環境をまずは〝我慢してもらう〟ことにしました。

その当時の夫の体温は35度台後半でしたから、「これではいけない」と、さっそく体温上昇作戦の実行です。

具体的には、

①夏でも半袖・半ズボンは避け、1年中、長袖・長ズボンを着用。もちろんパジャマも長袖・長ズボン。

②外出時は、ビニール製のウインドブレーカーを常に携帯。周囲の冷えを感じたときには、さっと羽織る。冬は上から下まで全部ビニールで防御。

③クーラーは基本的にできるだけ使わない。猛暑の夏の就寝時などは、1時間タイマーで扇風機を使用。
④裸足は厳禁。1日中、靴下を着用し、寝床に入る直前まではいている。
⑤3つの〝首〟を温かく守る。外出時には首にマフラーを（薄手・厚手を季節や室温に応じて使い分ける）。就寝時には、首にあったか素材のマフラーを巻き、両足首には「足首ウォーマー」を巻き、手には、血行を阻害しないように指先だけが出て、手首は守られる手袋をつけて。
⑥冬場は、布団の中には必ず湯たんぽを。
⑦寝ている間は体温が低下するので、毎朝、起床したらすぐにうがいをした後、白湯《さゆ》を必ず飲む。
⑧体温を上げる効果がある生姜《しょうが》湯を毎日飲む。
⑨体を温める陽性食品を積極的に摂取。例えば「寒い地域で採れる、冬に採れる、土の中から採れる、色が濃い、味が濃い」食材が、あてはまる。
⑩冷蔵庫から出したばかりの冷たい飲食物を摂らない。どんなものでも体に入れると

きは、できるだけ常温以上にしてから。

⑪お風呂の浴槽に塩や重曹を入れて、温まりを保持する。

もっと細かいことを挙げればきりがありませんが、だいたいこういったところです。

夫はやると言ったら、やり抜く人でしたから、これらのことはほぼ100%実行していました。そして効果としては、うれしいことに体温も少しずつ上がっていき、3、4年後からはもう、36度台の後半から37度台の前半を維持するようになっていました。

人間は体温が1度下がると、基礎代謝は約12%低下し、免疫力が約30%低下すると言われています。体温を高めに維持して、免疫力をずっとチャージしていたことが、夫の命を少しでも長らえさせていたのかもしれません。

そうそう、もう一つだけ。夫は「ハクキンカイロ」という歴史の古いグッズを、ズボンのポケットに忍ばせて、ほぼ1年中肌身離さず愛用していました。「いつも心地よい温もりが来るんだよ」と。よくある〝使い捨て〟タイプのカイロは、中の鉄分を酸化させて熱を得る仕組みになっており、酸化するものはすべて劣化・老化につながるというわけで、夫にとってはまったくのNGなのです。

主のポケットを離れて、今それは、我が家のリビングの隅にある小テーブルの上に、ちょこんと置かれていますが、見るたびに「14年間、夫を守り続けてくれてありがとう」という思いが、溢れてきます。

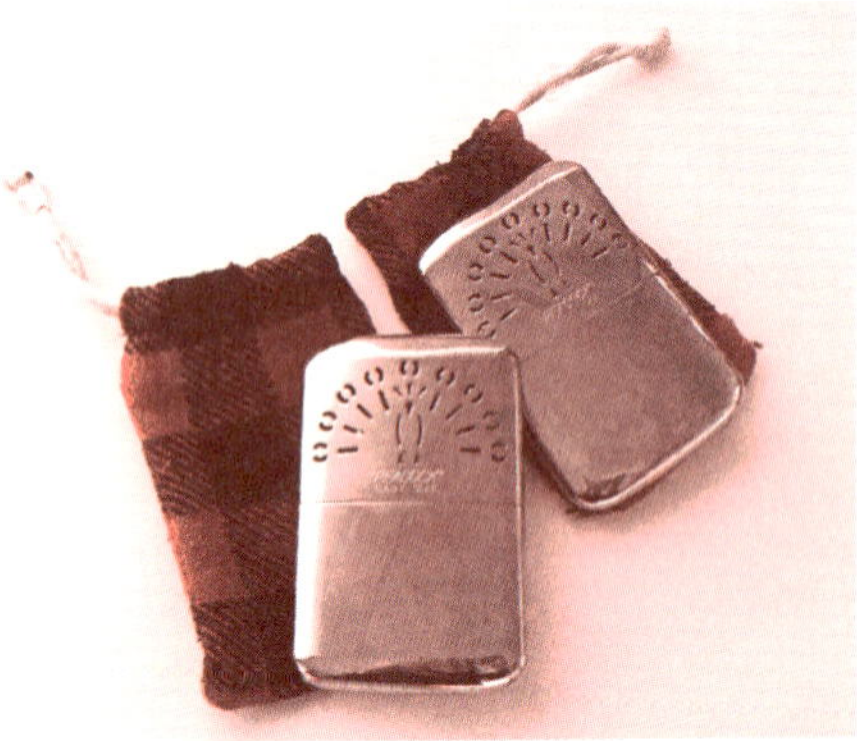

夫の体を温めていた「ハクキンカイロ」。ズボンの脇ポケットにいつも入れていました。体を気遣ってくれた友人からのプレゼント。

体を弱アルカリ性に保つ

"奇跡のシェフ"と呼ばれた夫の言葉

原点に戻る。ぶれていたものは元に正す

「俺は、自分の命を人任せにはしない」

この14年間、夫を支え続けた言葉です。

夫はつねづね「人生は、どんなときでも、自分の頭で考えて、自分で答えを出すんだ」と、言っていました。その信念があったからこそ、医者から「余命ゼロ」という厳しい宣告を受けても、あきらめずに自分で自分の命を守っていこうという決意が持てたのだと思います。

「もう打つ手がない、とは、他人である医者の考えであって、俺の考えじゃない」とまで夫は言い、そういう瀬戸際の状況で試行錯誤の末に辿《たど》り着いたのが「がんで死なないための食事術」でした。

それについての詳しいことは第2章以下でお伝えしますが、とは言え、食事の大改善は、いつどのような効果を上げるのかは、取り組み始めた時点では、まったくの不明。心だけが急《せ》く中で、「とりあえず、これを続けてみよう」と夫が見つけ出したことがありました。

それは、「毎日、クエン酸を摂る」というもの。

がんについての勉強漬けになっている夫の説明によれば、人間の健康な体は弱アルカリ性で、酸性に傾いたときに病気になるのだと。なぜなら病原菌は酸性でしか生きられないから。つまり、病気になりたくなければ、体が酸性に傾かないように十分に注意しながら生きていかなければならないのだと。

アルカリ性の環境において病原菌はほとんど死滅することがわかっており、アルカリ性であるクエン酸を日々、継続的に摂取することで、おそらく酸性体質であろう自分の体を、弱アルカリ性へと傾け、少しでも健康体へと近づけたい。

それが夫の意図でした。

クエン酸は、家の近くのドラッグストアや薬局で、すぐ手に入りました。案外安くて、1kg600〜1000円。

これを、500㎖入りの水のペットボトルに、小さじ約1杯の割合で混ぜ入れ、よく振って飲みます。ビタミンCと同じように、過剰に摂っても尿で排出されるので心配はいりません。

夫は、こうしたボトルを、いつもそばに置いて飲むことを自分に課しました。食事の前とか後とかも関係なく、飲むタイミングは自由で、一度にゴクゴクと減らすのではなく、数回に分けてこまめに飲むのがポイント。

だいたい1日に3本ほど（約1・5ℓ）消費したでしょうか。出かけるときも、数本のクエン酸水ボトルを用意して、携帯していました。

また、クエン酸は、体をアルカリ性に傾かせるだけでなく、別の大事な役目を果たす物質でもあることを夫は教えてくれました。

体の中には「クエン酸回路（サイクル）」という仕組みがあり、このシステムが正常に動くことでエネルギーが体内にきちんと行き渡る。クエン酸は、この回路を動かす触媒のような役目を持つ重要な物質で、活発にこのシステムを回してくれればくれるほど、体中にエネルギーが満ちて、新陳代謝が高まり、免疫力が上がる。言うなれば、いかにこのクエン酸回路を活性化させるかが、健康な体をつくるカギになる——。

そのほかにもクエン酸には、殺菌作用や、疲労感や緊張感などを軽減し、ストレスを和らげる効果もあるということです。

結局、夫はこのクエン酸水を、連日飲み続けました。

ところで、クエン酸水を飲み始めてしばらくしてからだったでしょうか、夫には、食事の前の空腹時に、重曹を混ぜ入れた水（あるいは、ぬるま湯）をコップ1杯飲む習慣ができました。

なんでも、同じようにがん闘病をしている知人が、重曹入りの水を飲んでいると聞いた、と。重曹は、体内のpH調整能力に優れ、体が不調のときに補うと、pHバランスを正常に（弱アルカリ性に）戻そうとしてくれるのだそうで、だから自分も倣ってみるのだと。

重曹も、クエン酸と同じく、ドラッグストアなどで、あるいはネットからでも簡単に手に入ります。

「掃除用」としての重曹もあるので、買うときには間違えないようにして「食用」のほうを。2kg1000円くらいです。

ただし重曹には、大人は1日5gまでという許容量が定められており、それを守らないといけません。夫は2回の食事前に飲んでいましたから、コップ1杯（200cc）の水かぬるま湯に対して、重曹は1回小さじ半分量（2・5g）の使用ということ

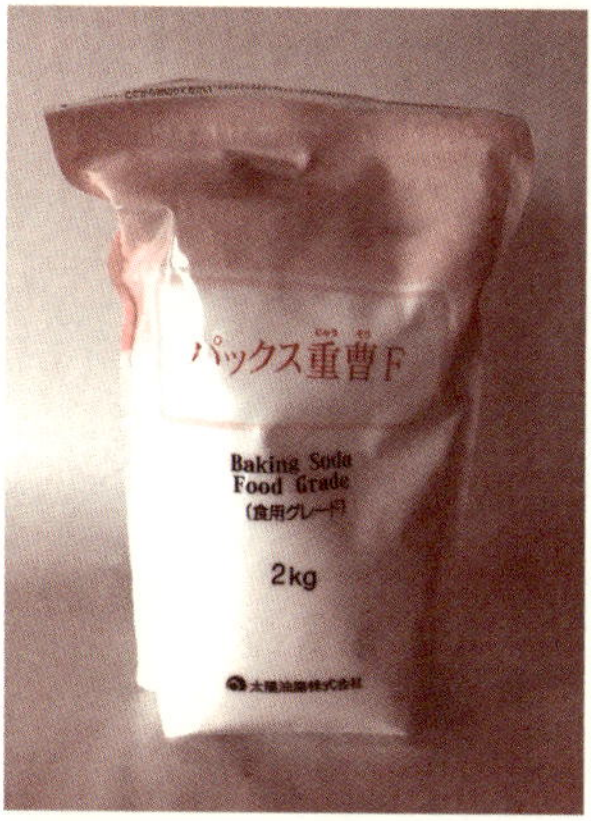

重曹は体のpHバランスを整えてくれる。
⦿パックス重曹F（食用グレード）
2kg／864円
販売・太陽油脂株式会社

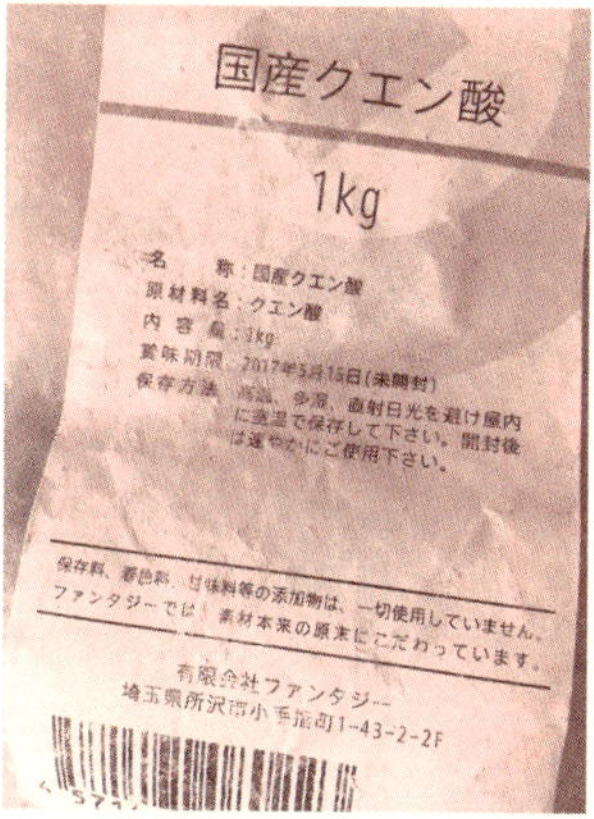

クエン酸は「国産」のものを選ぶ。
⦿国産クエン酸
1kg／1260円
販売・株式会社ファンタジー

です。

この重曹ドリンクの習慣も、クエン酸水と同様、夫は欠かさず続けました。

「傷んだ体をリセットする」

はたから見ていても、その一念が伝わってくるようでした。

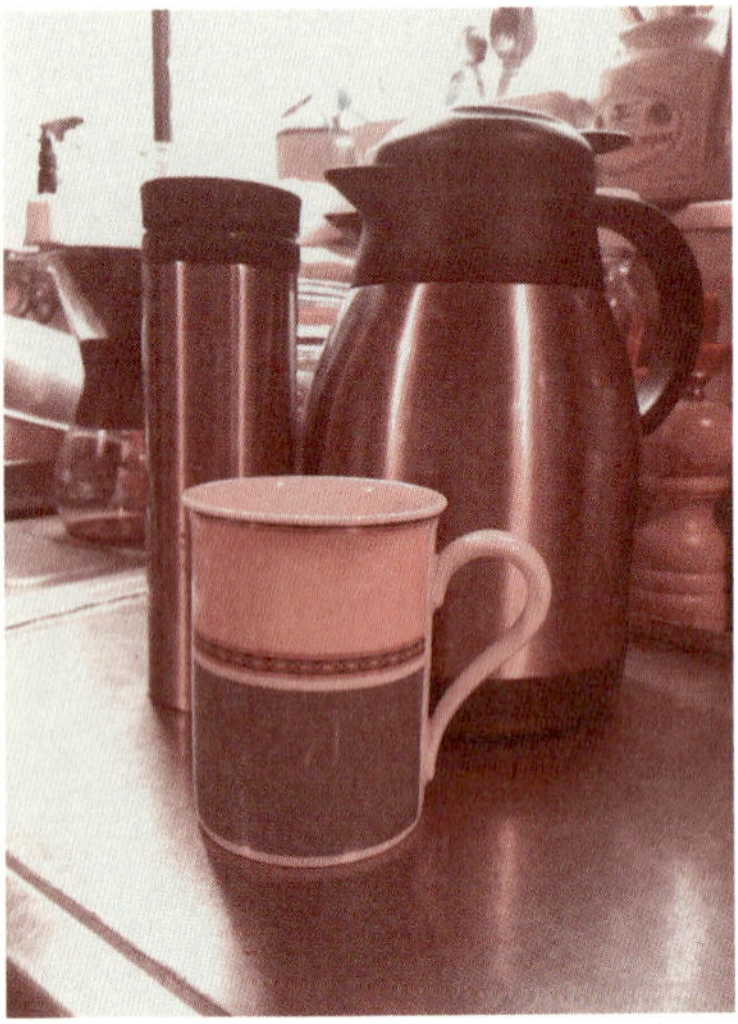

クエン酸水や重曹水を飲む以外にも、体を温めるため朝起きたらすぐに白湯を飲むことも励行していた夫。その際、使用していたマグカップやポットなど。

▼ウイルスも〝社会毒〟も遠ざける

〝奇跡のシェフ〟と呼ばれた夫の言葉

末期がんであっても、この先、これ以上体を傷めない努力はできる

病院で加療中の頃のデータですが、夫は前立腺がんの腫瘍マーカーの値こそ異常な高さ（正常値4ng／mlのところ、ときには8000ng／ml以上のことも）を示しましたが、その他の数値、例えば血圧、血糖値、コレステロール、心臓や肝臓機能等々、それらはどれも正常でした。

「がん以外は、問題ないのにな」

と、夫は悔しそうでもありました。

だからこそ、自分の体の中のがんと、ある種〝友好的な〟関係を保ち、イメージ的にはサンクチュアリのような保護区（？）で、がんにはそこでじっとおとなしくしていてもらう……という、夫ならではのユニークな発想に至っていたのではないかと思うのです。

君たちがそこから出ないでいてくれさえすれば、俺は元気でいられるのだから――。まったく非科学的な話ではありますが、夫の言葉の端々から、そんな思いが私には推しはかれました。

夫は、いい年をして（と言うのもなんですけれども）、『ドラゴンボール』が大好きでした。日曜の朝、あれ、今ここにいたのにどこへ行ったのかしらと思っていると、テレビの前に陣取って、じっと画面の中の〝悟空たち〟の世界に浸っていたりしました。

あるとき、テレビを見終わった夫がぽつんとつぶやいたのです。

「俺もあの願いが叶うたまが欲しいな。そしたら俺の体の中の細胞を全部一挙に元気にするんだ」

また、こんなことを言ったこともありました。

お風呂上がりに、濡《ぬ》れた髪をタオルで拭きながら、

「浴槽に入りながら思ったんだ。このお湯が特殊な液体で、浸《つ》かってザザッと上がったら、体内の細胞が一斉に正常なものと入れ替わっているなんてことが起きたらいいなって」

もちろん、漫画の世界の空事なのは、夫もわかっています。そういうことをつぶやいた後は、照れ隠しでクククッと笑っていましたし。

しかし私は、それらの言葉の中に確かに感じていました。「どうあっても、この命を〝ゼロ〟から上向かせてみせる」といった夫の固い決意のようなものを、です。

医療での処置を絶っている現状において、でき得る最善のことは何か。

「食」の見直しと転換をはかる一方で、夫は、もうこれ以上は体へ負担をかけたくないと、毎日、体へのダメージを最小限にしながら過ごすことを心がけていました。

例えば外出時にはできるだけマスクを着用。人混みには近づかない。手洗い・うがいの励行……など。わけのわからないウイルスやバイ菌をもらうのは、夫の言葉を借りれば「まっぴらごめん」なのです。

また、人体に悪影響を及ぼしそうなものも、夫はことごとく日常から排除しました。最も嫌ったのは電磁波で、電子レンジは基本的にNG。たまに軽く〝温め直し〟をするときくらいしかスイッチを入れませんでした。IH方式の調理器具も論外。ホーローやテフロン加工の鍋やフライパンなども使用するのを避けました。「それらはやがて〝はげる〟。調理時に、はげたものが人体に入る」というのが忌避した理由です。

電気毛布、電気カーペットなども、我が家では使用不可のもの。

もんでから使用する手軽な簡易カイロも、中に入っている鉄が酸化するためNGだということは、前のほうの項で少し触れました。

夫は自著の中でも、「排ガス、紫外線、PM2・5、ダイオキシン、電磁波、青色光、騒音、たばこの副流煙、食品添加物、農薬、洗剤……」と、現代の〝社会毒〟を並べています。

そして、それらは、がんになってからというよりは、がんになる前から、健康なときから、等しくどの人もみんな気をつけるべきものなのだと、夫が熱く語っていたことを私は思い出します。

お日様と仲良しに。自然のパワーに寄り添って

〝奇跡のシェフ〟と呼ばれた夫の言葉

目をつぶってゆっくりお日様に当たっていると、ああ、細胞が生き返っている、って感じがする

一本気な夫は、「自分でなんとかする」と啖呵を切って病院を後にしたものの、実際、具体的な方策など持っているはずもありませんでした。何も手づるのない心細さはいかばかりだったかと思います。私はただ見守ることしかできませんでした。

しばらくの間、夫は自宅で黙って考え事をしていたり、家の周りを散歩したりしていました。

そうした中で、夫は、その辺に生えていた草木から大きな〝気付き〟を得ます。ど

うしたわけか、なぜかふと彼らに目が留まったのだと、後から夫が言っていました。

彼らは、足元の地面から体に要《い》る栄養などを必要な分だけ吸い上げながら、生まれた場所でじっと、シンプルに、けれどもたくましく生きている。見つめるうちに、彼ら植物と自分はどう違うのか、地球上の同じ命ではないかと、そういう思いに至ったと夫は言いました。

そして、すべての命を支えているのは「食」であり、自分はその「食」というものに長く携わってきていたのではなかったか――ということに、ハッと気付かされたのだと。

とにかくそれが、余計な薬の力などに頼らずに、ナチュラルな「食」のエネルギーを信じて自分の命の再生にトライしてみよう、と決意した夫の原点でした。

人間は、命の淵に立たされたとき、ふうっと「自然」に寄り添うものなのでしょうか。

「自然」に立ち返って自分を見つめ直すことの大切さ。そのことをそばにいた私も教えてもらったような気がします。

名も知らない草木に生きるヒントを示唆してもらったことと関係があるのかはわかりませんが、夫は、あるときから、朝ゆっくりできるときや仕事が休みの日など、2階の自分の部屋で〝日なたぼっこ〟を楽しむようになりました。がんになる前の、お酒ばかり飲んで不摂生な生活をしていた当時の彼からは想像もつかないことでした。

東に向いている彼の部屋は、前に遮るものがないので、朝は素晴らしい陽光が窓から差し込んできます。目をつぶって静かに体に浴びていると気持ちいいと言うので、わざわざベッドを窓際に押し付けたほどです。

「ああ暖かい。細胞も喜んでいる……」

幸福そうな顔で、よくそのようなことを言っていました。

すべての生物は太陽の存在があってこその命。「自然」のパワーに身をゆだねることで、自然治癒力も増すはず。朝の日を体にほどよく受けると、自律神経が整って免疫力が活性化され、活力が出ると聞いたことがあります。

そして、やがて夫は目をつぶったまま、ゆっくり深呼吸を繰り返します。体の中に酸素をできるだけ多く取り込むためです。

がん細胞は、酸素が苦手。「悪いけど、たくさん吸わせてもらうよ」。心の中で夫はそうつぶやいていたのだと思います（深呼吸については、就寝前に5回行うことも、いつしか習慣になっていました）。

そのうち、ある日気が付いたら、窓辺に数珠《じゅず》つなぎに十数個ぶら下がった生シイタケが。近づいてよく見ると、タコ糸のような紐《ひも》で生シイタケの軸の根元が一つずつ等間隔で結ばれていて、紐の上部はカーテンレールに巻かれていました。

「お日様のパワーが、もったいないなと思って」と夫。

1週間もすれば、立派な乾燥シイタケの出来上がり。その頃、夫は、自分の体に入れる前に食材の力を少しでもパワーアップさせようというテーマをもって、あれこれ取り組んでいましたから、このシイタケ干しもその一環だったのでしょう。シイタケは生よりも乾燥させることで、ビタミンDを含むようになり、骨にカルシウムを沈着させるのに役立ちます。

また生姜も、薄めにスライスしたものを窓辺で干しました。

こちらは紐を使えないので、家にあった脚の長いイスを利用。座面に浅いザルを置き、その中に隣同士くっつかないように並べて、4、5日から10日でカラカラになったらOK。フタつきのボトルの中で保存し、生姜茶や、各種お料理に活用します。

野菜以外では、海産物の牡蠣《かき》を干すのにも夫はトライしました。

長い串に生の牡蠣をいくつか刺し、その串を何本も空き段ボールの端と端に渡して、ぶらぶらさせながら干そうという作戦。

段ボールを日当たりの良い窓辺に寄せて、たっぷりの日差しを浴びさせ始めたのですが、じつは思わぬ結果に。なんと初日の夜中、我が家の飼い犬のチワワが食べ散らかしてしまったのです。

朝起きて床の汚い有り様を見て、二人とも呆然《ぼうぜん》。

「そうか、ウチには犬がいたんだ」

「そんなの最初からわかってることじゃない」

「いやあ、牡蠣の出来上がりのことばかり考えて、つい」

少し言い合いになりましたが、最後にはバカバカしくなって、二人とも笑ってしまいました。

「末期がんで余命ゼロ」の病人の家は、さぞかし沈鬱な空気が流れていたのでは、と思う向きもあるかもしれませんが、そんなことはないのです。

夫が入浴中は、よくお風呂場から大きな声で歌っている声が聞こえてきました。ビートルズの『オール・マイ・ラヴィング』や『ヒア・カムズ・ザ・サン』とか、クイーンの『アイ・ワズ・ボーン・トゥ・ラブ・ユー』や、それからいろんな日本の古い演歌も。

あるとき、歌声が途絶え、私を呼んだような気がしたので浴室のドアを開けてみると、浴槽の真ん中に両脚だけがぬっと突き出ていて、心臓が止まりそうなほど驚きました。上半身はすべてお湯の中に隠し、私をビックリさせようとしたのです。夫はすぐにお湯から顔を出して「へっ」と笑っていました。

「健康とは、数値ではなく、健やかだと感じる『健康感』をもつことです」とは、日野原重明先生による私の好きな言葉です。

いつも、お日様の光を浴びて、思い切り深呼吸をして、「ああ、気持ちいい」と微笑んでいた夫は、日野原先生流に言えば、とても〝健康〟な人でした。

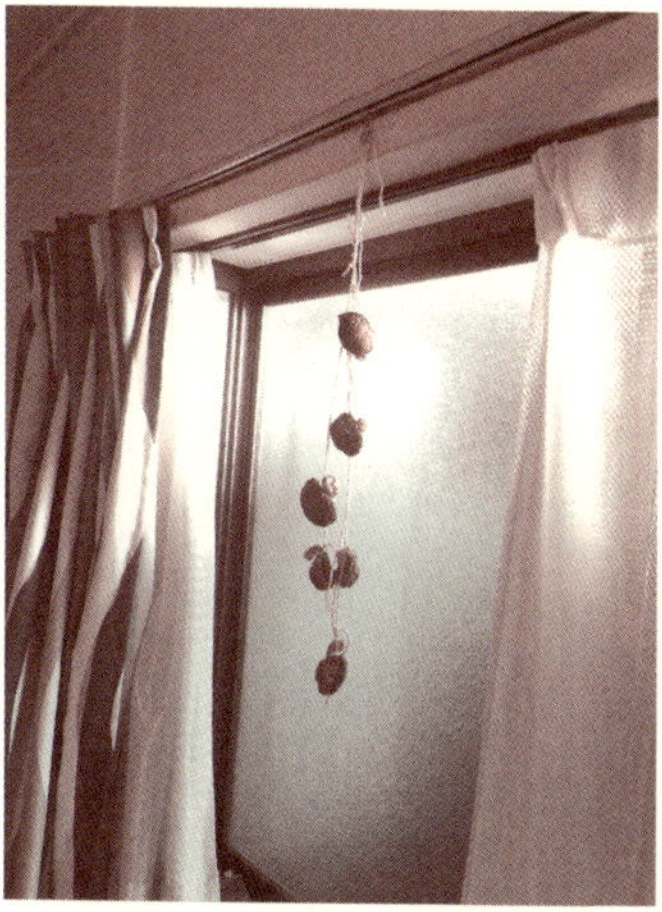

カーテンレールにぶら下がったシイタケ。
最近は電気乾燥のものもあるが、栄養価を期待するなら「絶対天日干し！」と言っていました。

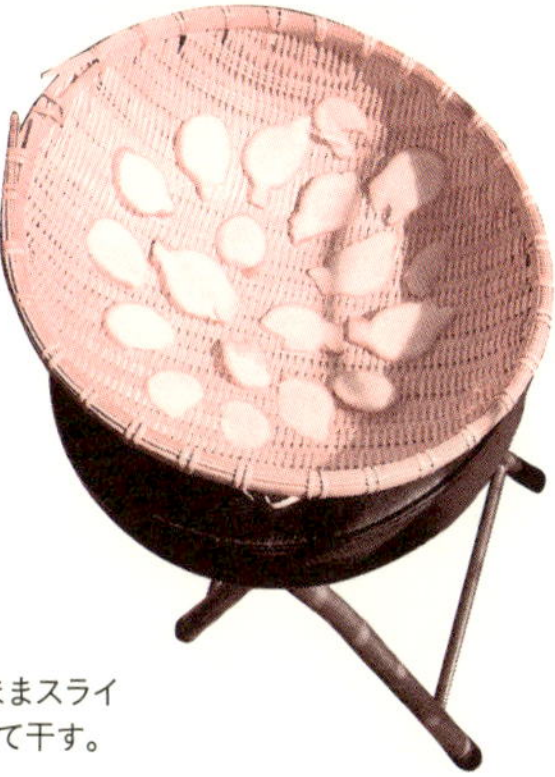

生姜は皮付きのままスライスしてザルに並べて干す。

第2章

妻から見た、
命の再生をはかる夫の実践で
効果大だったと思われる「食」のポイント

「自然」に逆らわない、生き物としての正しい食を摂る——。それが、我が身の自然治癒力と免疫力を向上させ、末期がんからの命の復活を可能にする道だと信じて、夫が辿り着いたのは、昔の日本人が食べていた伝統的な日本食でした。

そうした食事を中心に据え、さまざまな食材を「体が真に必要としているのか、不要なのか」と懸命に選り分けながら積み上げていったのが、〝死なない食事術〟と呼ばれるものになりました。

夫が14年も命を長らえることができたその食養法の中から、とりわけ効果があったと思われる主なポイントを6つほど挙げてみます。

がん患者の方はもちろん、いま健康体の方も、命のパワーアップを目指すうえで参考にしていただきたいことばかりです。

夫と一緒に実践していた私もすっかり健康体になりました。

1 主食は必ず玄米

〝奇跡のシェフ〟と呼ばれた夫の言葉

食が変われば、生き方も変わる。大切なものが変わる

玄米は、人間の体を健やかに保つ成分をほぼ100%備えています。良質なたんぱく質や脂質に加え、生存のエネルギー源である糖質を十分含み、しかも玄米のそれは、血糖値の急激な上昇を招くことなく体内でゆるやかに吸収されるため、内臓等への弊害の心配もありません。

そのほか含有している食物繊維やビタミンB_1、ビタミンE、ミネラル類などの量は、白米の数倍にものぼります。

玄米のこのような栄養素はどれも、ぬかや胚芽《はいが》に存在していて、精白作業によって白米が作られるときには、それらはすべて捨てられることになります。

特に、体内の代謝を促すビタミンB_1をはじめとして、代謝に欠かせない酵素の働きを助けてくれるミネラル類、それに腸内環境を整えてくれる食物繊維などが激減するので、白米の摂取後は代謝がうまくいかず、体の中に厄介な老廃物を残してしまうことに。当然、血液は汚れます。

「米を白くしてもカスにしかならないって、〝粕《かす》〟という漢字は本当によくできているなぁ」

と、夫は感心していました。

漠然と玄米は体にいいということくらいしか知らなかった私も、夫からいろいろ教えてもらって、まったくそうだと思いました。

玄米は生きているので、水に数日浸けておくと芽が出てきます（発芽玄米）。栄養価がより上がるので、我が家では時間があると、そのようにしていました。白米を水に浸けても何も起きません。〝死んでいる〟食品だからです。

とは言え、末期がんと宣告されて命の回復に挑もうとするまで、夫には、白米も玄米も、あまり親しみのない食材でした。若い頃から修業をしていたフランス料理の厨房では、米も醤油も味噌も置いておらず、まったく日本型の食事とは縁のない環境に身を置いていたからなのですが、でも、それがかえってよかったのでしょう。よく舌の肥えた人が言う「玄米は食感がいま一つで……」といった敬遠意識など、夫にはまるでありませんでした。何しろ、初めて食べる味であり、白米飯と比べる舌の経験値もなかったのですから。

玄米は血を汚さない。

夫が玄米を主食とし毎日摂取することにした最大の理由は、それでした。

血液が汚れると体は酸性に傾き、がん細胞を活気づかせます。

一方、玄米は、体内にカスを残留させず、血液の質をそこないません。いい血液には酸素もたっぷり。そのきれいな血液の流れで、必要な栄養や酸素が体の隅々にまで届くようにすれば、がん細胞の増殖を抑制して、生命力を高めることに繫《つな》がる、と夫は考えたのでした。

おまけに玄米は優れたデトックス作用を持ちます。農薬や他のさまざまな化学物質など、体に溜まった有害なものを排出してくれる力があるのです。

「どうして日本人は、こんなに長所がある玄米より白米のほうを好んで食べてきてしまったんだろうね」

と、夫は言っていましたが、日本人でありながら長らく欧米型の食事しか摂ってこなかった人の感想には、ハッとさせられるところがありました。

ほぼ完全栄養食である玄米と、野菜や適量の塩があれば、ヒトは十分生きていけるそうです。

つまり、玄米さえ主役にしておけば、あと少しの脇役を考えるだけでいいということなのです。

その脇役にあたるのが、味噌汁と、野菜、豆類、海藻類を使ったおかず。それにたんぱく質が摂れる肉や魚。夫が実行し、提唱した「死なない食事」のおおよその基本は、そのようなものだと言えます。

もちろん、玄米は無農薬のものを。それと、必ず小袋入りで求めるのがポイントです。なぜなら玄米は生きていますから新鮮さが第一。大袋では、全部を消費するまでに時間が経《た》つので古くなっていきます。命を支えてくれる食品は、パワーがみなぎっているに越したことはありません。

病気を機に、食生活を一新した夫（と私）は、明らかに生き方がシンプルになりました。ひと言で言えば、本当に大切なものだけに目が向くようになっていった気がします。

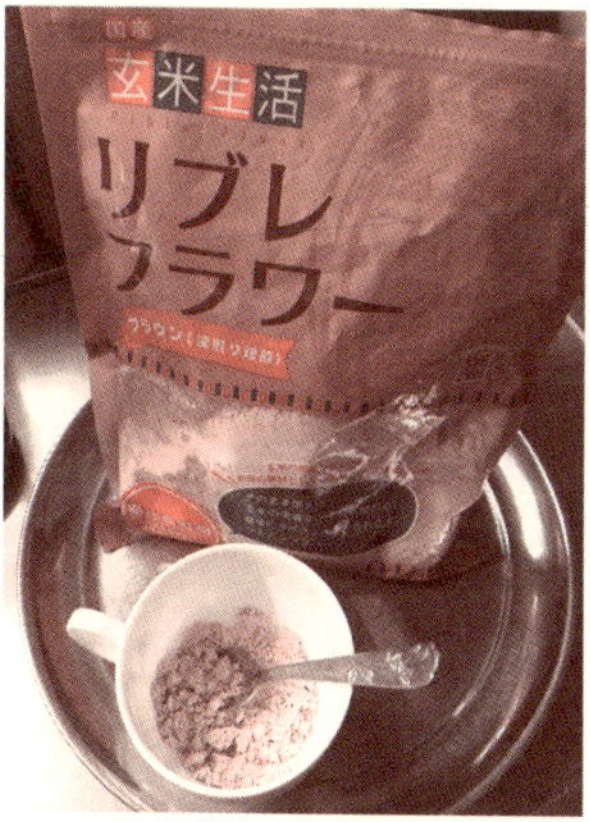

無農薬玄米を特殊な窯で高温で焙煎し、25ミクロンの細かな粉末にしたもの。飲み物に入れたり、手軽で重宝なので、ときどき用いていました。
⦿リブレフラワー　ブラウン
500g／1404円
販売・株式会社シガリオ

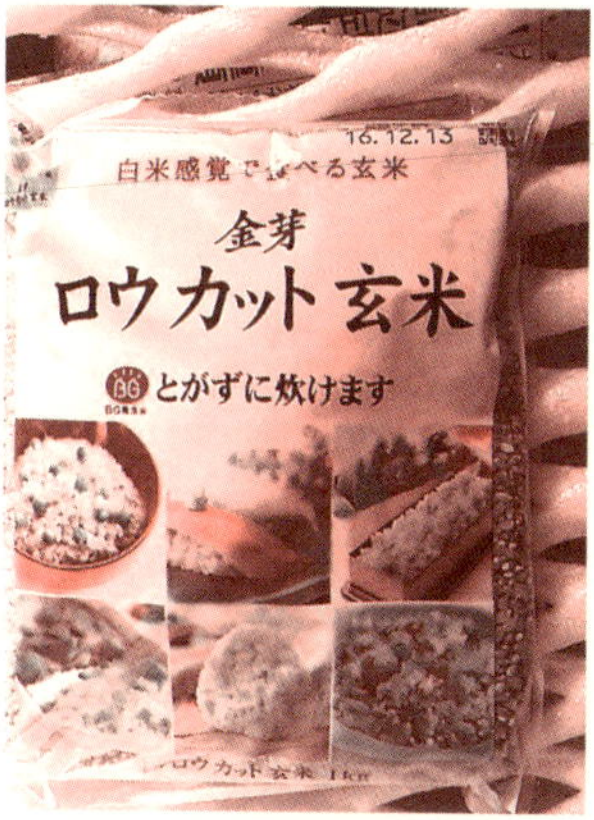

玄米の皮を特殊な技術で薄くしてあるので食べやすい。しかも栄養価はそのまま。こうした商品も使っていました。
⦿金芽ロウカット玄米
1kg／800円
販売・東洋ライス株式会社

2

余計なものは体に入れない

〝奇跡のシェフ〟と呼ばれた夫の言葉

うまいものは、つきつめれば毒になる

着色料や保存料や甘味料や殺菌料……、それに防カビ剤、漂白剤、乳化剤、酸化防止剤……などなど。日本で現在認められている食品添加物は、約1500品目もあり、その摂取量は、日本人一人あたり1年で4kgにもなるというから驚きです。

国が認可しているものだとは言え、例えば、ハムやベーコンなどに発色剤として使われている亜硝酸Na（ナトリウム）や、各種食品の色付けをする着色料のタール色素や、食品保存料として多用されているソルビン酸K（カリウム）などは、発がん性が疑われています。ほかにも、甘味料のスクラロースはホルモンや免疫を乱して細胞や

遺伝子になんらかの影響を与えることが危惧されていたり、粘着剤などの役目をするリン酸塩を体内に多く摂り込むと、カルシウムの吸収を悪くして骨がもろくなる心配が指摘されています。

どれも、自然界には存在しない、人工的に作った化学物質です。そうした化学物質は、腸内フローラを壊してしまうので、免疫力の低下は避けられません。

「そんな恐ろしいものを自分の体に入れるなんて冗談じゃない。これ以上、がんに立ち向かう力をそがれてなるものか」

と言って、夫はとりわけそれらを極力排除することを心がけていました（夫が実践していた工夫は第4章を参照してください）。

今振り返っても、食品添加物に関する資料を熱心に漁《あさ》っていた夫の姿を思い出します。さまざまな情報を、その都度私に教えてくれたので、おかげさまで私も食品添加物についてはだいぶ詳しくなりました。

そして、何か食品を購入するときは、必ず裏のラベルに書いてある原材料名を確認する習慣が身に付きました。「原材料の並び順は、含有量が多いものから並んでおり、同じように食品添加物も多い順に書かれている」ということも、夫に教えてもらった知識です。

食品添加物と言えば、ある日、夫は「最近、小麦アレルギーになって悩んでいる」とおっしゃる女性（40代）の方からの相談を受けたことがありました。末期がんだけど元気、という評判が広まっていたので、いろいろな方から、体の不調についての改善策などを求められることが多かったのです。

夫はアレルギーについては無案内でしたが、最初にいきなり「その小麦は、どこから来ているか知ってる？」と質問。女性が首をかしげていると、「世界中から日本に入ってきているんだよ。そしてその小麦は、いろんな添加物が加えられてパンやドーナツや麺になってる。口にしているものの正体を知らなくて、どうして健康が目指せるの？」と夫は彼女に語りかけ、「まずその食品についての情報をしっかり持つことからじゃないのかな」と自分の意見を伝えていました。

安全な食への正しい知識がなくては、自分の体は守れない——。

夫の確固たる持論です。

「食品添加物の〝毒〟について、無関心、無頓着な人が多すぎるのでは」と、よく日本人の現状を憂えていたのを思い出します。

もちろん現実的には、夫も（一緒の食事を摂っていた）私も、すべての食品添加物から完全に逃れるのは難しいこと。でも、〝毒〟をゼロにするのが無理なら、せめてマイナス80、マイナス70にしよう。少なくともそういう意識を持って私たちが暮らしていたのは確かです。

興味深いことには、そういう生活を続けているうちに、私の体が食品添加物に対して、はっきりと違和感反応を示すようになりました。

たまたま何かの〝いただきもの〟を口にしたときや、お呼ばれの中華料理をごくまれに食べたときなど、眠気や倦怠《けんたい》感に襲われたり、頭痛がしたり、口内炎やじんましんができたりしました。

夫は私ほどではありませんでしたが、添加物が体内に入ったら、口内炎ができたり胃の不快感を覚えるので、すぐわかるのだと。食品添加物とは本当に怖いものだと感じました。

化学の力だけで最高に美味しいものを作ることも可能だそうです。しかし、化学で味を操作していけば、結局のところ、〝毒〟の上塗りになるだけのこと。

真に美味しいものは、「自然」の中にしかない――と夫は言っていました。体を害するものを懸命に除け続けてきた努力が、夫の命を延ばすことに繋がったのではないかと、私は今でもそう思っています。

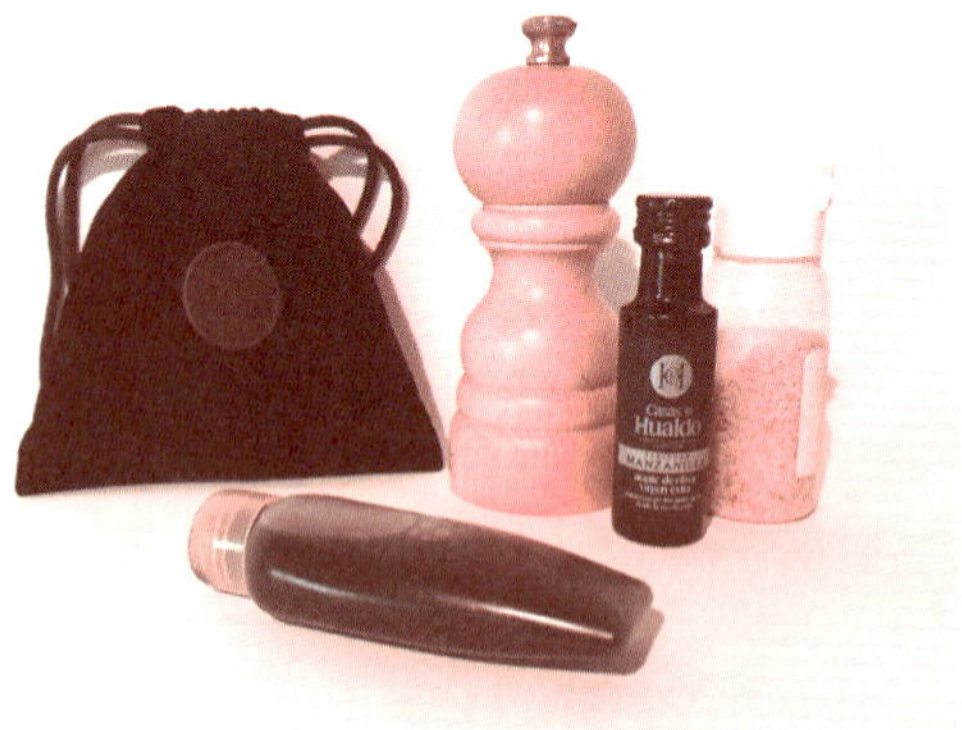

やむを得ず外食をする際は、夫は必ず〝マイ調味料セット〟を持参。100円ショップで買ったミニ容器などに入れた天然醤油、天然塩。それにエクストラバージンオリーブオイルのミニボトル、ミニサイズのペッパーミル。お店のテーブルにある調味料には手を付けませんでした。

3 食材から命のパワーをもらう

"奇跡のシェフ"と呼ばれた夫の言葉

元気な人からパワーを授けてもらうことがあるように、命がハツラツとしている食材からも、力をもらうことができる

自分の命の強化を、全面的に「自然」の力に頼ろうとしていた夫は、野菜選びにも力を入れていました。

できるだけ旬のもので、かつ無農薬であることはもちろんでしたが、何よりも昔ながらの在来種の伝統野菜を選ぼうとしていたのです。

なぜかと言えば、今の野菜の大半は「F1《エフワン》種」と呼ばれるもので、化学肥料による生育を前提としている品種。流通の効率化という目的と消費者のニーズもあって、形や大きさが見栄え良く均一になるよう遺伝子操作がなされているものです。

一見、それらは形がきれいで、美味しそうな感じもしますが、夫の言葉で言えば「見かけ倒しもいいところ」。いずれも生命力が弱く、葉物などは色も薄くて、栄養分も在来種に比べればかなり劣ります。

そこへいくと在来種は、大きさがまちまちだったり、形がいびつだったりするけれど、たくましい。曲がったキュウリや二股ダイコンやお化けカボチャがいい例ですが、「色も濃いし、栄養もたっぷり。なんと言っても、溢れんばかりの大地のパワーや、ハツラツとした生命力がどれにもみなぎっている」と、夫の在来種に対する思いは相当強いものがありました。

食事作りにおいて野菜は、主食の玄米を補佐する副食の要。在来種の新鮮な野菜を体の中に摂り込むと、栄養面だけでなく精神的にもなんだか元気がもらえる気がすると、夫は事あるごとに言っていました。

じつは、「F1種」は子孫を残すことができない品種であるため、収穫後は、同じ土地にまた「F1種」のタネをまいて、新たに植え付けなければなりません。再び化学肥料の大量投入です。

「そうすると、野菜はどうなっていくと思う？」と夫。

わからないと首を振る私に教えてくれた〝その後〟の話は、今思い返しても大変ショッキングなものでした。

たび重なる化学肥料の投入と農薬散布で汚染が続いた畑には、硝酸態窒素という物質が過剰に溜まり、それを野菜がそのまま吸い上げて残留させてしまうことに。その野菜を人間が食べれば、当然ながら硝酸態窒素も人間の体の中へ。ここからが問題で、体内において硝酸態窒素は亜硝酸窒素という有害物質に変化。さらにたんぱく質と反応することにより、ニトロソアミンという発がん性物質を生じさせてしまうというのです。

だから、夫は、是が非でも在来種を使いたかったわけなのです。

「F1なんて、見栄えばかり良くても、ひ弱なヘナチョコ。栄養も少なく、おまけに発がん性のリスクもある。とんでもないよ」と言っていた夫の声が聞こえてきそうです。

幸いなことに、まだ日本では在来種のタネで野菜を作っている農家さんが探せばいらっしゃるので、我が家では近隣で見つけたそういう農家の方やインターネットなどから、欲しい野菜を購入していました。

料理するときは、皮も葉も根も芯も実も種子も、できるだけ食べる工夫を。野菜以外でも同様に、魚などもイワシやサンマなど、体全体が食べられるような小さな種類を選んで摂取することを心がけていました。

夫は、「自然」の生命力とエネルギーをそっくり丸ごといただく気持ちだったのだと思います。

ちなみに卵が大好きだった夫は、群馬県前橋市の「すぎな農園」さんの平飼い卵を気に入って食べていました。

4 ▼ 発酵食品を味方に

"奇跡のシェフ"と呼ばれた夫の言葉

あれはダメ、これはダメ、ではなく、これがいいよ、このほうがいいよね。というのが大事

我が家の食事どきは、とりわけ夫婦のおしゃべりが弾みました。

○○と□□を合わせてみたらどんな味になるかな。そろそろ新物の△△が出回る頃だね……などなど、話題はほとんど料理や食べ物のことばかり。

よく、病気になると食べるものに敏感になり、あれはダメ、これもダメと、神経質になって、ストレスを溜めることもあるようですが、夫の考えはまったくその反対でした。

「何がいいかな」「何なら効果的だろうか」と、プラスへプラスへとアイデアを繰り

出していこうとするのです。

なんと言ってもストレスは、免疫力低下と自然治癒力の低下を招きます。ただ黙々と食べ物を口に入れているだけなら、たとえ中身が栄養のあるものだろうと、動物が餌を食べるのと同じこと。

後ろ向きな考え方ではなく、本当に体が必要としている食べ物を今、胃の中に入れているんだという満足感というか、幸福感のようなものを感じるのも大切なことなのだと、夫を見ながら私はそう感じていました。

食に楽しく取り組む夫が最初に始めたのは、ぬか漬けを作ることでした。昔から日本人に長く寄り添ってきた伝統的な発酵食品。

ぬかには酵母菌のほか、ビタミンやミネラルが豊富に含まれており、漬け上がったぬか漬けには、良質の植物性乳酸菌がたっぷり存在しているから、整腸はもとより、有害物質の解毒や免疫力強化など、いろんな向上作用が期待されると、夫は大張り切りでした。

プラスチックの小ぶりな容器と、ぬかなどを買ってきて、作業を開始。ぬか床が出来上がった後は、ナスやキュウリやセロリやニンジンやダイコンや……さまざまな旬の野菜が次々に埋められていき、そして順番に食卓にのぼってきました。

いつのまにか台所の片隅のスペースは、ぬか床置き場として占有されることに。別に私は手が汚れるから嫌だと言ったわけではないのですが、夫は毎日1回、ぬか床をかき混ぜる任を担ってくれました。

ぬか漬けは本当に美味で、しかも健康効果は抜群。夫も私も体調を崩さなかったのは、きっと、このぬか漬けと無関係ではない気もするのです。

「現代の日本人は、もっとぬか漬けを摂るべきだよね」というのが二人の一致した意見でした。むろん、スーパーで売っているような着色料まみれのニセ漬物ではない、本物のほうを、という意味ですが。

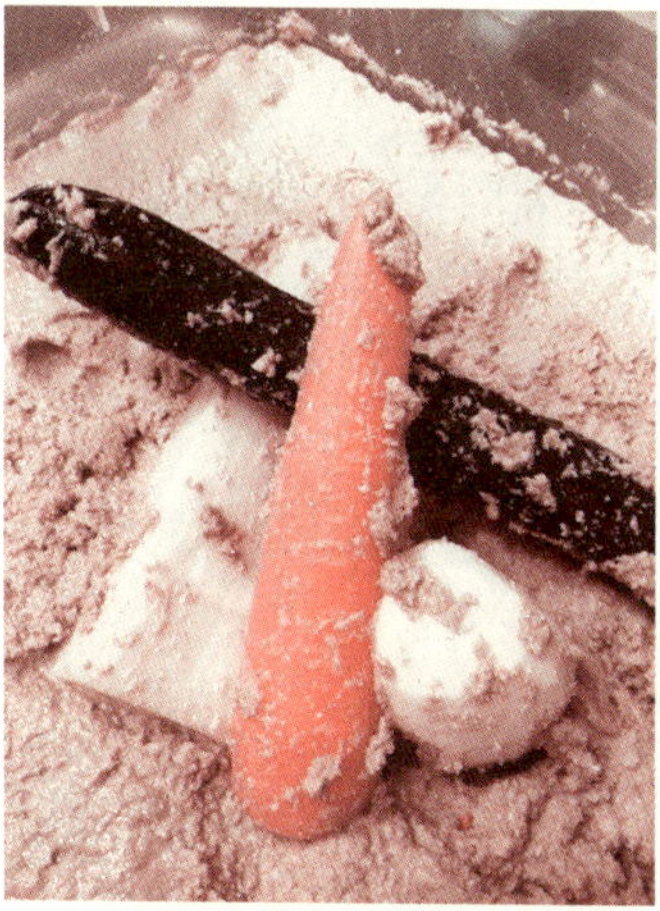

良質の植物性乳酸菌がたくさん摂れる「ぬか漬け」。余った野菜も、どんどん漬け込みました。

発酵食品は、体の代謝を上げるのに貢献してくれる食べ物でもあることを、夫は知っていました。

だから、ぬか漬け以外にも、夫がトライしていた発酵食品は多数あります。

例えば、手製の水キムチや、魚や鶏《とり》の塩麹《しおこうじ》漬けや、納豆を使用したおかず……などなど。水キムチや塩麹やぬか床の作り方は、第5章にありますから、参考にしてください。

また、動物性乳酸菌の効果については、夫は懐疑的でしたので、牛乳がもとになっているチーズなどはあえて摂ってはいませんでしたが、豆乳による植物性乳酸菌ヨーグルトは愛飲。「ケフィア豆乳ヨーグルト」「SNKYヨーグルトドリンク」なども試していました。

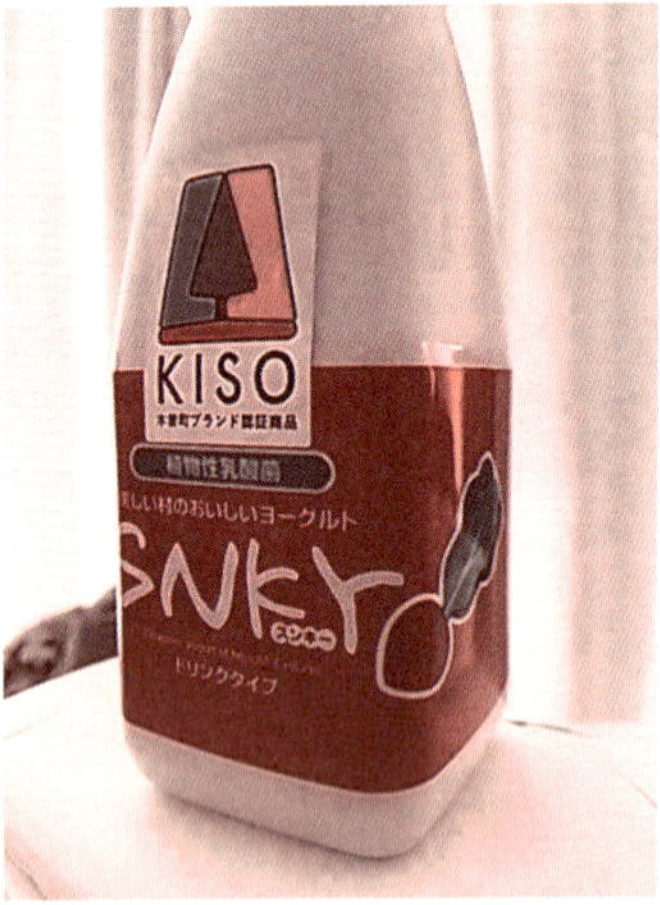

木曽に住む私の友人から教えていただいたもの。木曽地方の伝統料理「すんき漬け」のすんき菌で作られたヨーグルト。
SNKY スンキー
200ml／244円
販売・有限会社エイチ・アイ・エフ

5 甘いものは摂らない

〝奇跡のシェフ〟と呼ばれた夫の言葉

砂糖を体に入れるのは、がん細胞にせっせと餌を与えるようなもの

何を隠そう、私たち二人は、もともと根っからの甘党でした。

私の場合、とりわけケーキ類には目がなく、イチゴのショートケーキを一人で数個ほおばるのは至福のときでした。夫はと言えば、若い頃からアイスクリームは〝大容器〟を抱えて食べたいほうだったし、板チョコなら一度に2、3枚は当たり前、羊羹も1本丸ごと恵方巻のようにかぶりつく、といった具合。ケーキは夫も大好物で、付き合っていた当時、ホールサイズを半分に分けるとなると、どっちが大きいかでモメたこともしばしば。

しかし、がん患者となり、砂糖は体の改善の妨げと知ってからは、夫はそれら砂糖が入っている甘い食品をきっぱり断ちました。

がん細胞が活発化する体内環境としては、「低体温」「低酸素」のほかにもう一つ、「高糖質」というのがある、と夫は教えてくれました。

つまり、がん細胞は甘いものが大好きだということ。だから「ケーキやまんじゅうなどを食べ続けているのは、がん細胞にせっせと餌を与えて元気にしているようなものなのだと。

近年注目されている「PET」というがん検査システムも、あえて体内にブドウ糖を注射し、がん細胞が反応するかどうかを見極めるという原理だそうですから、そのことからも、砂糖はがん予防において忌むべき敵だと言えます。

もしかしたら、甘いもの好きの自分自身に断固として引導を渡す意味もあったのかもしれません。夫は、砂糖がいかに体を害するものであるかについて、徹底的に調べ上げました。例えば、

●砂糖は体内にすぐ吸収されるので、血糖値を急激に上げてしまう。血管障害や糖尿

病など、深刻な病のもとになる。

- 砂糖の摂取は、体内のカルシウムを失わせる。理由は、砂糖が消化分解されるときに、カルシウムとリン濃度のバランス保持と血液のpH調整などのために、体内のカルシウムが消費されてしまうため。
- 人間の健康体は弱アルカリ性。それに対して砂糖は酸性の食品。体を酸性に傾けさせるものを摂るということは、病に近づくということ。
- 体を冷やす作用がある。なぜなら南国で採れるサトウキビが原料だから。

……など。

加えて、工場でサトウキビを精製して砂糖を作る際に、大量の化学薬品が使われていることも問題視。食品添加物等の化学物質排除を心がけていた夫にとって、その点でも砂糖は受け入れられるものではありませんでした。

砂糖についてのそうした話を夫から聞くにつけ、私の中の砂糖への渇望感も消えていきました。

じつは打ち明けますと、夫と一緒の食養法を励行していた私でしたが、どうしても我慢できないときは、甘いものをちょっとだけ口にしたこともあったのです。しかし、夫は見事でした。私の何倍も甘いものが好きだったのに、一度摂らないと決めたら甘いものには手を出さず、それを14年間守り抜いたのですから。

料理作りにおいて、砂糖に代わる甘味としては、本みりん、メープルシロップ、てんさい糖（オリゴ糖）、羅漢果、甘酒などを、夫は使用していました。

そもそも本格的な日本料理の甘味付けは、砂糖ではなく、質の良い本みりんが用いられているとのこと。また、メープルシロップはカロリーも低く、カリウム、カルシウム、マグネシウムなどのミネラル分も豊富です。樹液１００％のカナダ産メープルシロップには、抗酸化作用や抗炎症作用を持つ物質が含まれていることも、米国の研究チームによって明らかにされています。夫によれば、「砂糖なんかより、よっぽど体にいい」のです。

これは言っても詮無いことなのですけれども、末期がん宣告を受けるまで、夫は健康診断や人間ドックなどにはまるで関心のない人間だったと言っていましたから、もっと早い段階でがんを発見するのは無理だったかもしれませんが、砂糖入りの甘いものを好きなだけ食べていたせいで、悪いほうへとどんどんステージを進ませてしまったのでは……と、思わないでもありません。

だから、私は今もテレビなどで、トレイにケーキをいっぱい盛って人気のスイーツバイキングを楽しんでいる人々の様子を目にしたりすると、「どうか抑えて」と、胸の中でつぶやきそうになります。

「砂糖は、数ある食品の中で、最強の毒だ」

夫は、そう言い切っていました。

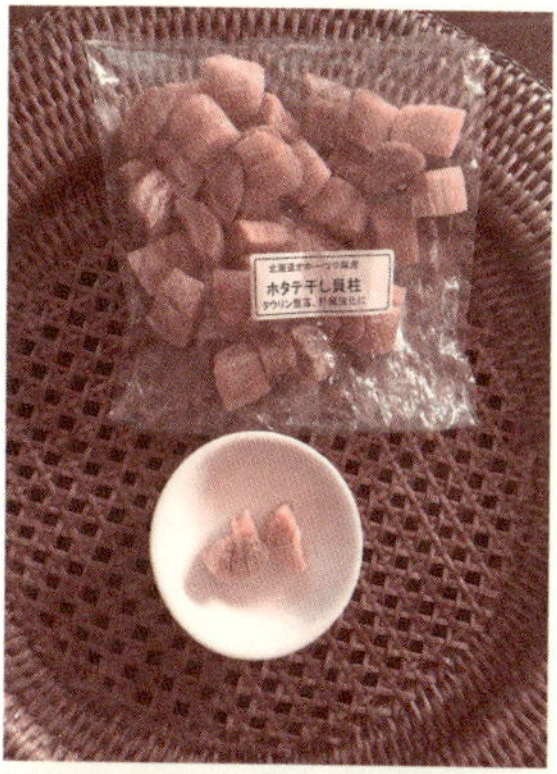

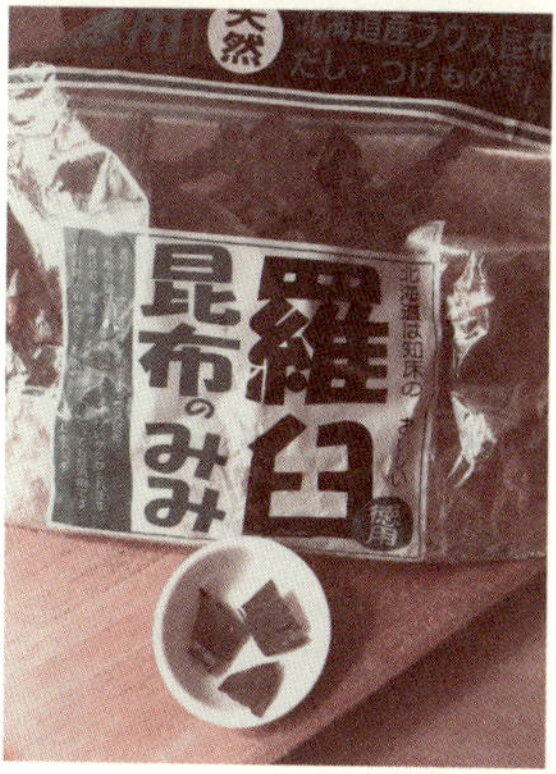

どうしても口寂しいときには、だしを取るための貝柱を飴玉のように口の中で転がしたり、小さな昆布を舐めたりしていました。

6 1日2食。腹6分目

“奇跡のシェフ”と呼ばれた夫の言葉

人も内臓も、働きっぱなしは疲れるもの。一服して休みを取れば、また活力が湧いてくる

「内臓の元気は、体の元気に繋がる」

だから内臓を酷使することは禁物なのだと、夫はよく言っていました。

しょっちゅう食べてばかりだと、胃袋をはじめとする内臓は、エネルギーを消化・吸収に使うだけで精いっぱいに。でも、食事と食事の間をゆったりと空けてあげたなら、内臓も一休みできて、もし傷んだところがあれば、その間に修復もできるだろうし、次のエネルギーも補給されるはずだ、と。

1日2食。

自分の体の具合を問いながら、試行錯誤の末に習慣づいたその回数が、夫にとって一番体調も良く、体力と気力がバランス良くかみ合っている、ということでした。

具体的な夫の食事スケジュールは、毎日おおよそ次の通り。

朝9時に、起床。体温を上げるために白湯を飲む。昼1時に、食事（1回目）。

夜8時に、食事（2回目）。夜12時に、就寝。

規則正しい時間に食を摂るということも見逃せないポイントなのです。食事時間がまちまちでは、体のさまざまなリズムが崩れてしまい、内臓のキーマンでもあるインスリンの分泌にも悪影響が出ます。

夫の説明によれば、起床してすぐに固形物を摂らないのは、細胞すべてがまだ完全に起きてはいないから。胃に胃酸が溜まる3、4時間後くらいが、ちょうど固形物の食べ始めに良いとのこと。

さらに、回数とともに大事なのは、食べる量です。

「その都度、満腹にしていたのでは、内臓はフル回転になって疲れが溜まる。血糖値の急上昇を招く恐れもあるし、それでは元も子もない」と言って、できるだけ腹6分目におさめるよう夫は努めていました。

「たくさん入れると、体にいろんなものを溜めていってしまう。余分なものはゴミになるだけで、その処理のために、またエネルギーが必要になってくる」。何よりも食べすぎは、代謝異常、ホルモン分泌異常を生じさせ、それらによる免疫力低下が怖いとも。

要するに夫は、生命維持に必要な栄養は過不足なく摂取しつつ、そこから生まれ来るエネルギーは、可能な限り、がんを克服する力に向けたかったのだと思います。ロスなく免疫力や自然治癒力をアップさせるには最善のやり方なのだと、そう夫が考えていることが、そばにいた私にも感じ取れました。

それゆえ、今思い起こしても、夫は一食たりともムダにはしませんでした。

なんと言うか、栄養をあますところなく掻《か》きとるような感じで食べていた、という表現がピッタリかもしれません。

食べ終わると、右脇腹が底になるよう体をゆるやかなV字形に曲げて（＝頭と足を高くして）、少し横になることも夫は励行していました。右の脇腹にあるのは、内臓の要として約500もの任務を担っている肝臓。こういう体勢を取ると、肝臓の働きが活性化すると言われているのです。

そして、さらに夫は、内臓すべてを休ませる日をひと月に1回程度、設けていました。プチ断食です。

夫婦で一緒に実行していましたが、1日何も食べないくらいでは別段辛《つら》さも感じず、それよりも二人揃《そろ》って体内をすっきりリセットさせたような爽快感と、味覚がより研ぎ澄まされたような感覚を持ちました。

さまざまな食品添加物に敏感になったのも、こうした断食の効果もあるのではと思われます。

1日2食・腹6分目・たまに断食。

このやり方が正しいかどうかは、夫の命が14年も延びたことが答えなのではないでしょうか。だから、どうぞ倣ってみていただけたらと思います。

食品の品目数など、神経質に数多く揃えなくてもいいのです。夫も、おかずのバリエーションには、あまりこだわりを見せませんでした。

例えば、魚をおかずにした次の日は肉、その次の日は魚……と、交互に変えていくのがいいなどとよく言われますが、そんな几帳面《きちょうめん》な組み立ては夫にはどうでもよく、「今日、要る栄養が、今しっかり摂れるか否か」。それだけが大事なことなのだと、夫は話していました。

栄養は、食材の組み合わせによって、さらに高まります。

ニンジンは油で調理することで、ビタミンAが効果的に摂れる。ほうれん草のβカロテンは牛肉の亜鉛の吸収力をアップさせる。豚肉が持つビタミンB_1を活かすのは、タマネギに含まれる硫化アリル（辛み成分）。……などなど。

ピーマンのワタは血液サラサラ効果があるので捨てずに調理するとか、トマトは室温で保存したほうが抗酸化作用を持つリコピンの量が増えるから冷蔵庫には入れない、などといった注意事項も含めて、夫から教わった栄養摂取のコツは数限りなくありますが、それらに関して夫がいつも言っていた言葉も、私はしっかり覚えています。

「1回1回の食事を一生懸命〝考えて食べる〟こと。考えないで食べるのは、自分の命をおろそかにしているのと同じことだ」

食品添加物を考え、弱アルカリ性の維持を考え、体温の上昇を考え、栄養価を考え、その組み合わせを考え続けていた毎日の先に、夫の命が細く長く繋がっていった……そんな気がします。

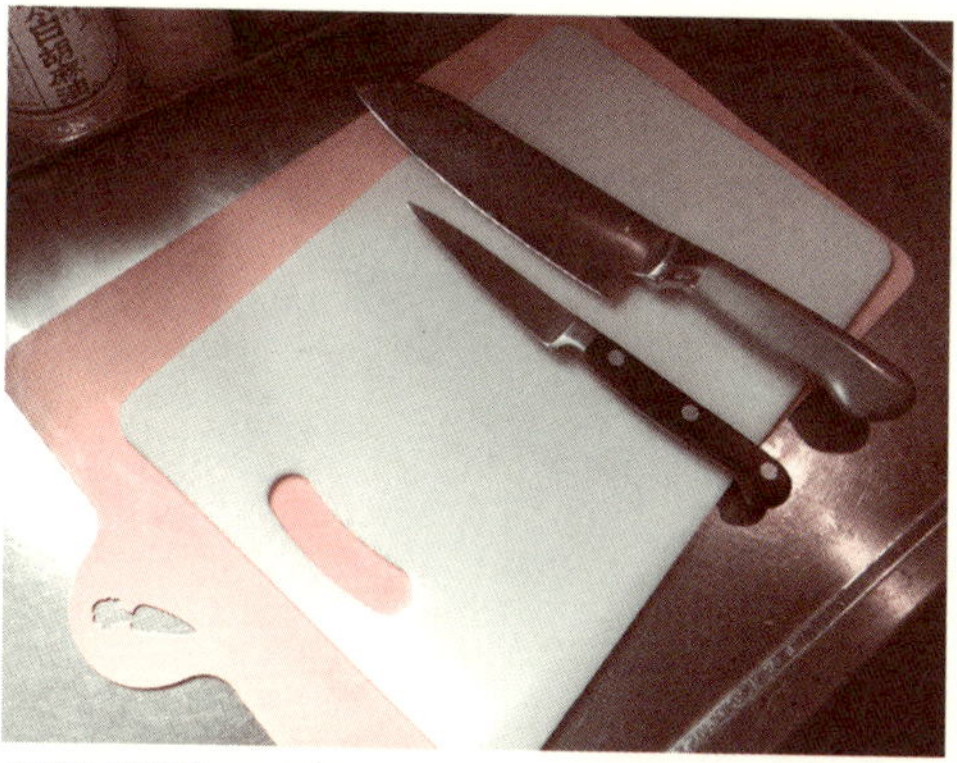

夫が家で使用していた包丁とまな板。シェフ時代のプロユースの高価な包丁はたくさん持っていたのですが、家ではホームセンター等で売っている普通のステンレス包丁を使用。小さいペティナイフもよく使っていました。まな板は、100円ショップで売っているものです。あれがないとできない、これじゃないと作れない、とならないように道具に頼らないのが夫の料理哲学でした。

第3章

「毎日使うからこそ最良品を」。夫の命を支えた厳選・各種調味料について

調味料は〝命のもと〟だと夫は言っていました。

毎日少量ずつの使用なのでつい見落としがちですが、使い終わった空きボトルは、中身がすべて体内に入っていってしまったことを意味します。

化学物質にまみれた悪いものを使っていればいるほど、命を縮めていることになるのです。

夫の食事改善の第一歩は、まず調味料をすべて「天然・本物」にすることでした。

「今使っているのが終わって、ボトルが空になったら」と躊躇《ちゅうちょ》している人には、「ダメだよ。今すぐ替えなきゃ」と、夫は強い口調で勧めていました。

夫は自著の中でも、自分が使っている各種調味料について紹介していますが、その読者の方々から、「もっと詳しく知りたい」というご要望がたくさんあり、ここに改めて、〝奇跡のシェフ〟の命を基本のところで長いこと支えていた、厳選の各種調味料についての情報をお伝えします。

"奇跡のシェフ"と呼ばれた夫の言葉

みんな調味料なんか、
たいした影響はないと思ってる。
でも、ほんとは、
調味料を取るか命を取るか、
なんだ

夫がこだわった

塩

塩は、血液濃度や体液のバランスを調整し、新陳代謝を助け、汗や尿などによる体の自然な排出作用を促し、胃液を分泌させ、体の冷えを防ぎ、熱中症の予防もしてくれます。体重の0・9%の量は必須の重要物質だというのに、現代は、工場で化学的に精製された人工の〝塩化ナトリウムの塩〟が主流。「ただ塩辛い味を似せただけのそんな化学塩では、害こそあれ、生命維持で担っている大事な役目を果たさない」と夫は嘆き、原材料表示を見て塩化ナトリウムの含有量が95%以上あるものは特に避けなさいと、事あるごとに周囲の人々に忠告していました。

真に摂るべきは〝天然の塩〟。「海水塩（＝海水を蒸発させて作った塩）」と「岩塩（＝陸上に閉じ込められた海水の塩分が蒸発により濃縮&結晶化した塩）」などです。多彩なミネラルをたっぷり含むそうした天然塩の良質品を各種、国内・国外を問わず夫は入手して、いろいろな味を料理に試していました。

基本的には、「海水塩」は海からの産物に、「岩塩」は山陸の産物（肉も）に用いると、味が調うとのこと。また、味にさらなる奥行きが出るのだと言って、ボウルの中に好みの味の天然塩をいくつか入れてブレンドすることも。多いときは6種類ほど混ぜていましたが、ミックスするときは、海と山の両者をバランス良く入れるのがコツだと夫は話していました。ぜひ一度お試しを。

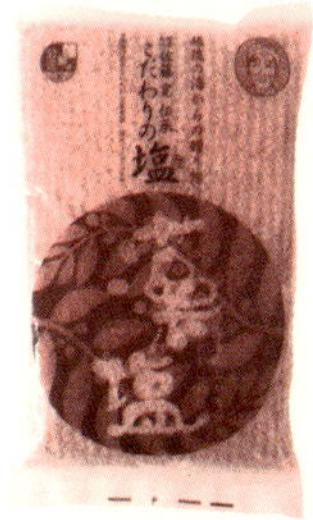

◉こだわりの塩 藻塩
400g／1080円
販売・中浜観光物産
繊細ながら、奥深い「うま味」の成分を感じる塩です。

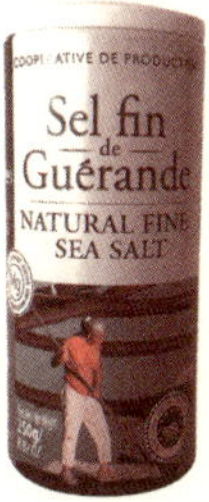

◉セル ファン
250g／810円
販売・ナック
ゲランドの塩。クセがなく、どんな料理にも使いやすいです。

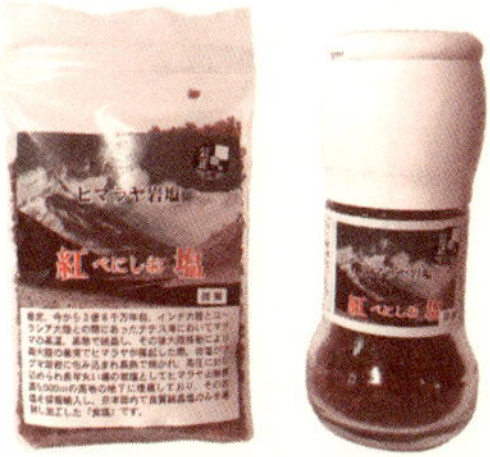

◉ヒマラヤ岩塩 紅塩（ミル付き瓶入）
70g／2300円
販売・株式会社リードマスター
ミル付きで、とても便利なので常に食卓に置いてあり、ミネラル補給を兼ねて料理を食べる直前によくガリガリ挽いていました。挽きたては硫黄の香りが強いのですが、次第に香りは消えてうま味が残ります。

愛用商品メモ

「調味料を全部替えるのが無理なら、せめて塩だけでも」。主婦たちや料理人仲間にも、夫は「塩」の大切さを説いていました。強く勧められて天然塩に替えた店のマスターは「急に腕が上がったかと錯覚するほど料理の味が激変した」と。体に悪い化学の塩は、ただ塩辛い味が出ているだけなのです。

夫がこだわった
醤油

本物の天然醸造醤油を作る際に必要なものは、「大豆・小麦・塩・麹・水」。それだけです。夫からは、「購入の際は、ラベルの原材料表示を見て、〝大豆・小麦・塩〟だけが書かれているかどうか（麹と水は表示が免除）を確認すること」と、注意を受けていました。なぜなら、それ以外の材料、例えば砂糖やアルコールや、諸々の食品添加物などがいろいろ入っている醤油があまりにも多く出回っているからです。

夫にとって、日本人の健康を守っていた〝日本の昔からの伝統製法〟こそが、余計な不純物から身を守るカギなのでした。

その意味では、今や多くを占めている「脱脂加工大豆」で作る醤油というものについて、「許せないエセ醤油だ」と、夫は憤っていました。それは、油脂分を搾った後の大豆の〝カス〟を、人工的にわずか1、2か月で発酵させ、食品添加物や化学調味料を混ぜ入れて、本物と見まがうような代物に仕立てた商品。天然熟成の醤油では、出来上がるまでに最低1年以上はかかるため、その時間と手間を省略したいわけです。

しかも、大豆を脱脂加工する際の工程に、脂肪を分解する役目の薬品を使用しており、この薬剤が最後まで食品に残留していないかは不明のまま。使用は控えるべきと言えます。

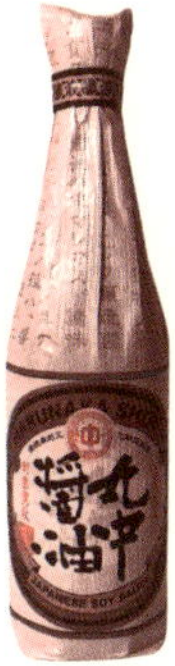

◉丸中醸造醤油

720ml／1555円
販売・丸中醤油

出会って以来、我が家の定番。これは切らしたことがありません。店でもこの醤油を使っており、人気でした。

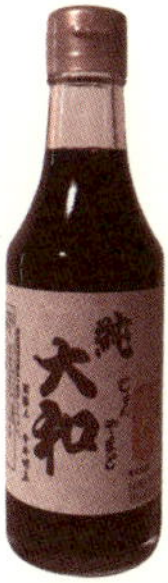

◉純 大和

250ml／972円
販売・きぢ醤油

加熱しないで、料理にかけたり、つけたりするときはこれが気に入っていたようです。

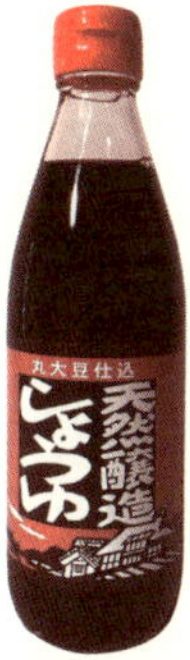

◉丸大豆仕込天然醸造しょうゆ

1000ml／724円
販売・有田屋

群馬県内の醤油蔵の商品です。社長とは知り合いで実際に蔵にお邪魔したりしていました。

愛用商品メモ

夫は醤油味の野菜の煮物なども好きでしたが、肉や魚料理のソースを作るときも醤油をよく使っていました。バルサミコ酢と合わせて煮詰めたり、少し焦がして香りを立てたり。どれも味は抜群。天然醸造醤油ならではの風味やうま味があればこそだと夫は言っていました。

夫がこだわった

味噌

スーパーフードとして、1300年も前から日本人の健康を支えてきたという味噌の実績の中に、がんを克服するパワーを夫はいろいろ見つけ出しました。

例えば、①原料の大豆には質の良いたんぱく質と、ビタミン、ミネラル、不飽和脂肪酸も豊富で、それらは血液造りのもとになる。②食物繊維が豊富で乳酸菌に富み、腸内環境を整える。③強力な抗酸化作用があり、体内の活性酸素を除去。放射性物質の排出にも効果あり。④がん細胞に働きかけ、がんの発生を抑える。

ただし、これらの効能は、1〜3年熟成させた天然醸造味噌に限ってのこと。

スーパー等で売っている味噌は、発酵を温度調節で人工的に1か月程度に操作し、味の調整や保存などを食品添加物に任せた、夫曰《いわ》く「エセ味噌ばかり」。味噌本来の効果はないも同然で、食品添加物による体への害も懸念されます。

本物の天然醸造味噌なら、容器上部に生きている酵母菌のための空気穴が小さく空けてあるので、それが見分けるコツですが、確実に本物を手に入れたいときは、昔ながらのやり方で実直に造り続けている味噌蔵から直接購入するのがオススメ。夫もインターネットで「味噌　天然醸造」と検索して連絡したり、知人から美味しい味噌蔵を教えてもらったりして、好みの味を探しました。

味噌汁作りは、具だけ先に煮て、少し冷ましてから味噌を溶き入れること。60℃以上になると、麹菌による酵素は死滅してしまうので、注意が必要です。

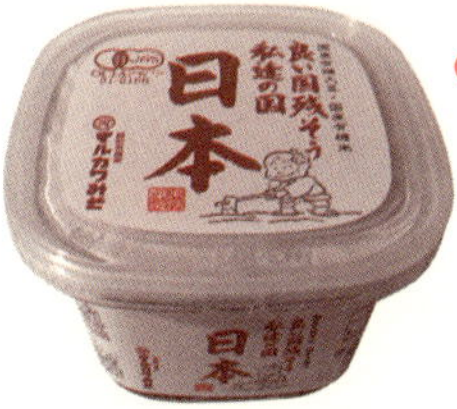

◉有機みそ 日本
600g／1134円
販売・マルカワみそ

大豆味噌が好きな人にオススメ。オーソドックスだけれど「上質」な感じです。

◉若宮みそ 米味噌
1kg／540円
販売・赤塚商店

麹の割合が高い、かなり甘口の味噌。

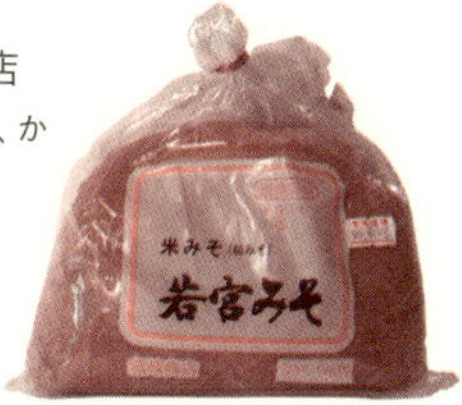

◉黒大豆味噌 七城味噌
750g／1350円
販売・Natural Style

押麦の独特な風味が感じられる味噌。味噌汁には使わず、温野菜を和えたり、焼きおにぎりに塗ったりして食べていました。

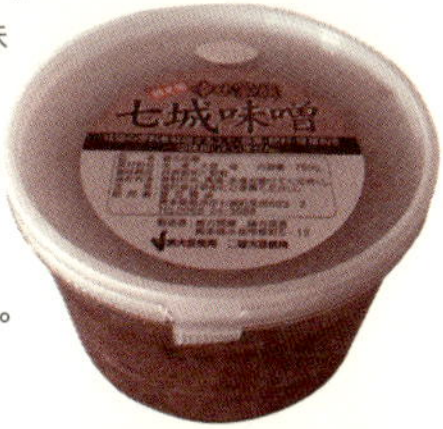

愛用商品メモ

天然醸造味噌は〝生き物〟。時間が経てば少し色が変わってくるのは当然のこと。それを不良品だと味噌蔵に怒ってくる人がいるそうです。「そんな無理解から伝統的な味噌を守らなければ」と夫。味噌の優れた健康パワーを得ようと、そのまま舐めることもしばしばありました。

夫がこだわった

油

総じて植物油というものは、どれも酸化しやすく、したがって劣化しやすい性質を持っていますが、オリーブオイルだけは酸化しにくく、腸を温め体を保温してくれるという長所があるため、その油の一番良質な「エクストラバージンオリーブオイル」を、主に毎日の料理用に夫は使用していました。

酸化しにくいので、焼く・炒めるなどの加熱調理もOK。風味もよく、サラダなどにかけて生で食するのにも向いています。夫は豆腐にかけたり、納豆に混ぜ入れて食べたりもしていました。

ただのオリーブオイルと「エクストラバージン」がつくものとは、何が違うかと言えば、前者は製造過程で脱臭や脱色などの化学処理を施しており、後者は、化学薬品の使用や加熱処理なしにオリーブの果実を圧搾するという方法を用い、丁寧に手間をかけて造られたピュアな油。主成分であるオレイン酸は動脈硬化を予防するほか、ビタミンEやポリフェノールなどの抗酸化物質も豊富で、免疫力もアップ。また、同じく豊富に含有している食物繊維は腸の活動を助けます。
また、米ぬかから採る「米油」にも夫は注目。通常のビタミンEの約50倍の強い抗酸化作用を持つトコトリエノール（〝スーパービタミンE〟）が含有されており、血液サラサラ効果などが期待できます。クセがないので調理に使いやすいということで、この米油も常備して炒め物などに使用していました。

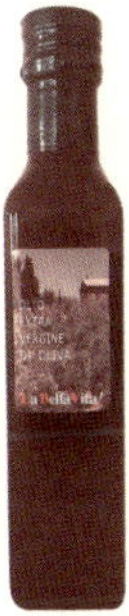

◉エクストラバージン オリーブオイル
250ml／1620円
販売・徳永
イタリア、オルヴィエートで製造。定番の商品です。

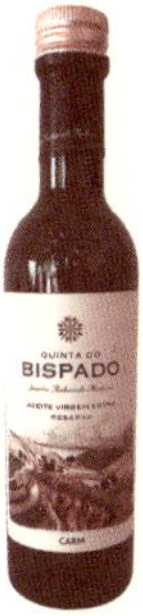

◉キンタ ド ビスパード リザーブ
250ml／1650円
販売・パワジオ倶楽部
ポルトガルの有機・無農薬栽培の第一人者が手がけた良質なオリーブオイル。

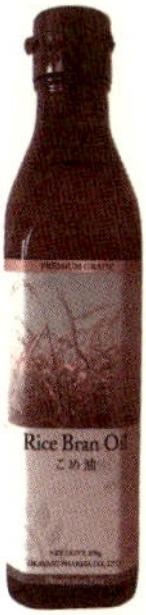

◉米油 圧搾こめ油プレミアムグレード
270ml/1240円
販売・オカヤスファルマ株式会社
健康だけでなく美容にも良いとされる成分を多く含む。選ぶなら、純国産の米ぬか使用で圧搾製法で搾油したものを。

愛用商品メモ

オリーブオイルをそのまま料理にかけるときは、スパイシーで香りや風味に特徴があるもの、加熱するときはマイルドなものと使い分けていました。良品は日光による劣化防止のため濃い色のガラス瓶入りです。米油を選ぶ際は、純国産米ぬか使用で圧搾製法によるものを。その他、アマニ油やえごま油を料理に使わずにゴクンと飲んだりもしていました。

夫がこだわった

砂糖の代わり

「数ある食品の中で、最強の毒」とまで言い切って、大の甘党だった夫が縁を断った砂糖。避ける理由については第2章に書きましたが、一方、「ノンシュガー」「ゼロカロリー」などと銘打った飲み物やスイーツが、あたかも砂糖を押しのけるような感じで巷《ちまた》に溢れていることにも、夫は眉をひそめていました。なぜなら、それらには人工甘味料をはじめとする食品添加物が多く使われているからです。

スイーツに限らず、さまざまな食品の甘味付けに使用されている人工甘味料は、人体に及ぼす害が危惧されているものが少なくありません。例を挙げると、アスパルテームという代表的な人工甘味料は、脳腫瘍やリンパ腫や白血病を起こす疑いが。ステビアは精巣への悪影響が懸念され、スクラロースはホルモンや免疫の正常化を阻む恐れが指摘されています。

そうした物質は自然界には存在しないものです。夫は「昔の日本、いや人類の過去に存在しなかった化学物質など、私たちの細胞内に入れるべきではないのだ」と、強く言っていました。精製された＝化学処理された砂糖や、化学合成による人工甘味料などに頼らなくとも、奥行き深い甘味を提供してくれるものは自然界にいろいろあります。夫が好んで使用していたのは、本みりん、メープルシロップ、オリゴ糖（てんさい糖やキビ糖）、羅漢果などです。

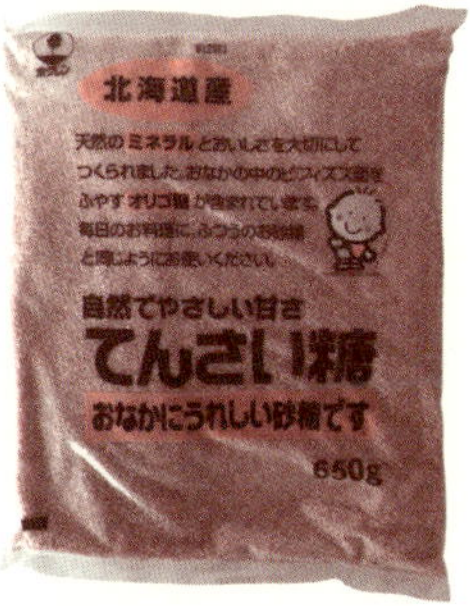

◉てんさい糖
650g／オープン価格
販売・ホクレン

材料である北海道産の「てんさい」（ビート）は、体を温める性質を持つ野菜。腸内環境を整え、ビフィズス菌を増やすオリゴ糖も含んでいます。

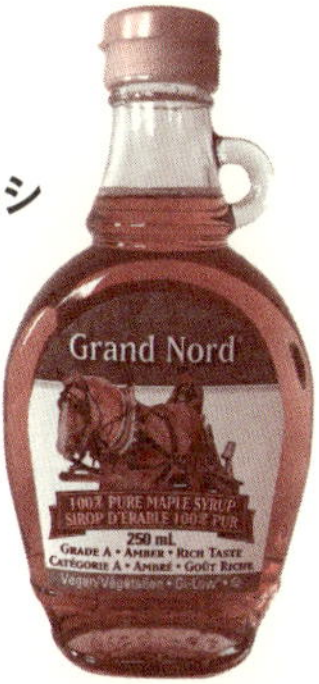

◉グランノール メープルシロップ アンバー
333g／1069円
販売・成城石井

選ぶなら、必ずカナダ産のものを。低カロリーでミネラル分を多く含み、血糖値の急激な上昇も抑えられます。

愛用商品メモ

味や香りにクセがなくどんな料理にも使いやすいため、甘味付けには、主に「てんさい糖」を使用。飲み物などで、少し「甘さ」を楽しみたいときには、風味の良いメープルシロップを好んで使っていました。夫が最強の毒だという「砂糖」には、上白糖だけでなく、グラニュー糖や三温糖も含まれます。

夫がこだわった

みりん

夫が砂糖の代わりとしていたのは、天然・良質の「本みりん」。その他の「みりん」は「低品質な〝もどき〟ばかり」と言って、そばにも置きませんでした。

本みりんの原材料は次の3つだけです。国産のもち米・米麹・米焼酎。これらを混ぜ合わせて、長くて3年、最低でも1年以上寝かせて、じっくり発酵熟成させれば出来上がり。アルコールの度数が13・5〜14・5度になるので、本みりんは、米の甘味をたっぷり含んだ〝お酒〟だとも言えます。

料理にふくいくとした甘さや、コク、うま味、照りなどを与えるほか、魚などの臭み消しなどにも活躍してくれます。

これに対し、〝もどき〟のほうは、原材料に輸入米や別の安い焼酎を用いたり、長期熟成なしに数か月で造るため醸造用アルコール（工業的な製法による既製品）を加えたり、多くの食品添加物で味を調えたり。体の健康に効果的な発酵食品の良さなどまったくありません。注意しなければならないのは、このような商品にも「本みりん」というラベルがついていること。「だから一にも二にも、原材料表示の確認を」と、夫は周りの主婦たちに説いていました。

「みりん風調味料」というのは、「でんぷん・水あめ・化学調味料・食品添加物」が材料。夫によれば、1日あればできる「わけのわからない代物」だそうです。

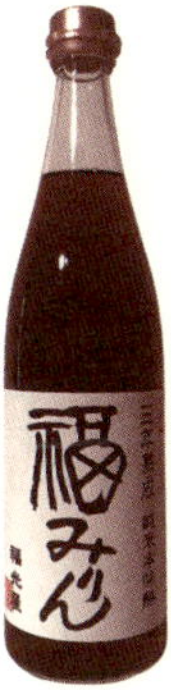

◉三年熟成 純米本味醂 福みりん

720ml／1572円
販売・福光屋

初めて取り寄せて、まずそのままひと口試飲した際に、夫が「なんだこれ！　旨い！」と驚いて叫んだみりんです。

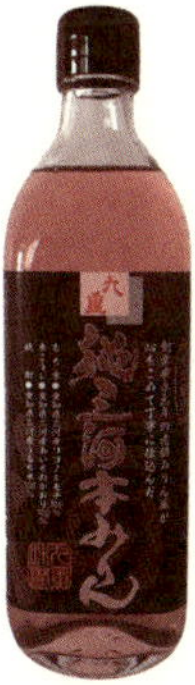

◉純三河本みりん

500ml／1008円
販売・九重味淋

愛知県三河地方の厳選した原材料だけを使ったみりん。キャップを開けると、米焼酎の芳醇な香りを感じます。

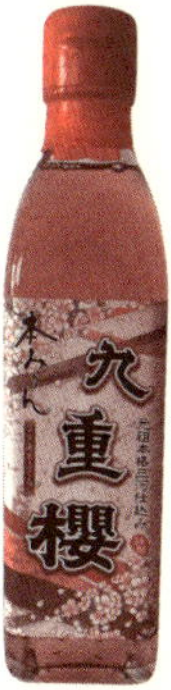

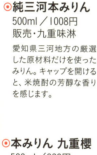

◉本みりん 九重櫻

500ml／939円
販売・九重味淋

近所のスーパーで入手できたので、愛用していた商品。もち米だけで造られる、優しく自然な甘味が素材を引き立てます。

愛用商品メモ

「本当に旨い」。少し口に含んで、目をつぶりながら、夫は本物の天然・良質みりんの味に感激していました。さまざまな料理に、砂糖では得られない上品な甘味をもたらしてくれます。美しい焼き色もつけてくれます。煮崩れを防ぐマスキング効果を示すのは、本みりんだけの特長です。

夫がこだわった

酢

人間の体は、弱アルカリ性のときが最も健康な状態。ということは、がんという病を得ている自分はどれだけ酸性に傾いているのだろう。――そうした危機感から、夫は毎日クエン酸水を飲む習慣を続けていたのでしたが、アルカリパワーたっぷりである酢の摂取にも、積極的に取り組んでいました。

何しろ、酢の健康効果はすごいのです。酢の主な成分は酢酸とアミノ酸ですが、酢酸は、体の中でクエン酸に変化して疲労回復のため働いてくれます。また血管を広げて血流を良くする働きもあるので、高血圧の予防に効果的。さらには内臓脂肪の燃焼を促進したり、腸内環境を健全にして腸の動きを活発化させることで大腸がんが予防されると言われます。一方、アミノ酸は、私たちの体の細胞を作る材料になるもので、「元気な細胞を再生してくれるかな」と、夫は期待を込めて食していました。

米酢、玄米酢、黒酢、リンゴ酢、などなど……。

原料が単一で、余計なアルコールや食品添加物が加えられていないものを選んで、サラダや酢の物などに活用。特に、塩・コショウした肉や魚の切り身をフライパンでさっと焼いた後、バルサミコ酢を回しかけて食べるのが、夫のお気に入りでした。

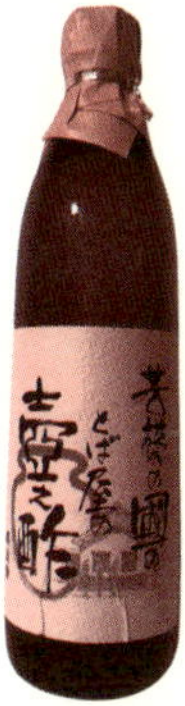

◉壺之酢
900ml／1080円
販売・とば屋酢店

ツンとした刺激が少ないので、これは料理に使うより、水や炭酸で割ってよく飲んでいました。

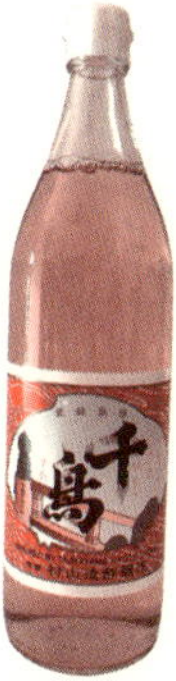

◉千鳥酢
900ml／658円
販売・村山造酢株式会社

有名な京料理店や寿司屋などで使われ、多くの料理人にも認められる品質。

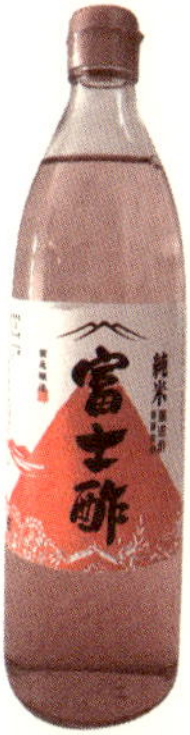

◉純米富士酢
900ml／1188円
販売・飯尾醸造

米作りから始めて2年以上かけて丁寧に造られる。たっぷりと使われた米の濃厚なうま味と味わい。

愛用商品メモ

酢は健康体を作るもとですから、我が家では大活躍。余り野菜が出たときには、ピクルス（酢漬け）にもします。酢ドリンクも夫はよく飲んでいましたが、高血圧で悩んでいた人から「勧められて毎日飲み続けたら血圧が下がった、ありがとう」と御礼を言われたこともありました。

第4章

そのひと手間が命を延ばす。「死なない食事」作りの基本

「末期がんで余命ゼロ」という状態の夫と暮らす妻の身として、何も手につかない不安な毎日が続いたとしても決しておかしくないのに、私の14年間はそうではありませんでした。

それは――、「絶対にあきらめない」「いつだって前向き」という、夫の一貫した姿勢があったからです。

現代では当たり前になってしまった食品の添加物などに対しても、どうにかして軽減しようと必死で向かい合っていました。

「自分は料理人でラッキーだった」と夫は言いました。プロだから「どうやったらより安全に食べられるか」のアプローチを徹底してできるから、と。

ああでもないこうでもないと工夫して、その姿は楽しそうでさえありました。

どうぞ夫が実行していたことを真似してみてください。これらが「死なない食事」を作る際の基本になります。

"奇跡のシェフ"と呼ばれた夫の言葉

がんが治ったと言って、
再び深酒したり
食べ物に気をつけない人が
いるのは本当に不思議。
がんを防ぐ心がけに
期間はないのに

食材の危険を遠ざけるために

「現代において、真に安全な食材なんて、ほんの一握り」

夫はそう嘆いて、調理する際は、〝害〟を遠ざけたり軽減したりするさまざまな工夫をしていました。

口に入る前に、食材のマイナス要素を可能な限り取り除こうとした「〝死なない〟ための除去方法」。夫から学んだ手順をお教えします。

ホタテ貝殻の粉で野菜を洗う

ホタテの貝殻を1000℃以上の高温で焼いて粉末状にしたもの（焼成カルシウム）を水に溶かすと、pH12の強いアルカリ性の水酸化カルシウムに変化して、大腸菌や黄色ブドウ球菌も撃退する凄《すご》い殺菌・除菌効果を発揮します。

野菜等に使用されている農薬やワックスには石油系の化合物や油分が含まれていますが、強アルカリの力がそれらを食物の表面から上手にはがしてくれます。また、そ

◉ホタテのおくりもの

550g／2376円
販売・健康ラボ株式会社

◉野菜・果物洗い

100g／920円
販売・株式会社名和甚

一度に使う量はほんのわずかなので、かなり長持ち。他にも同様なホタテの粉の商品はいろいろあります。

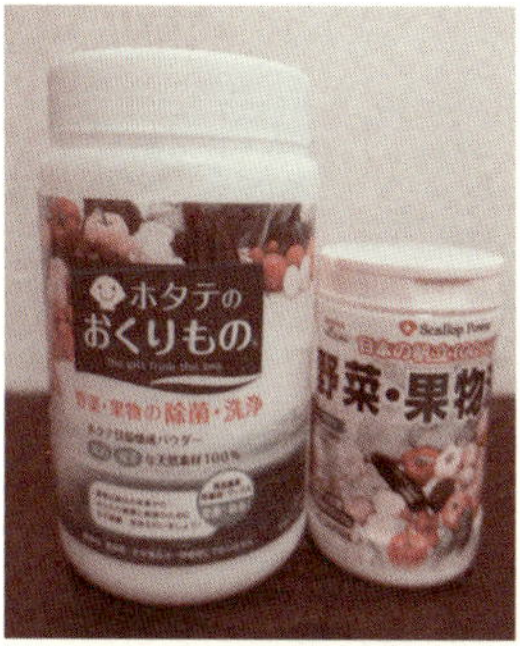

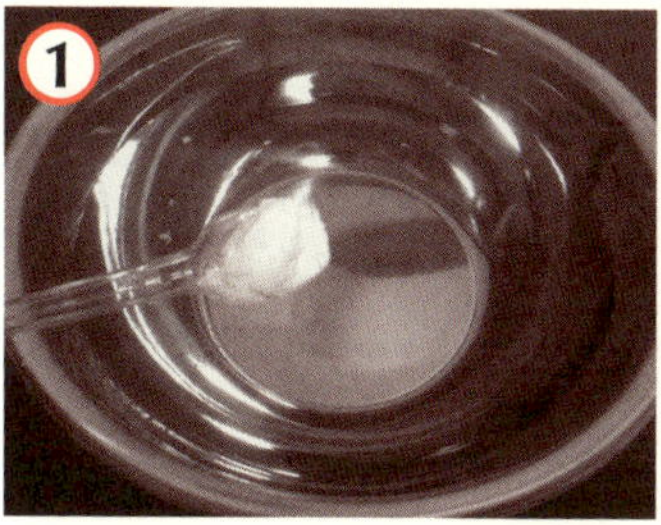

ボウルの中に水を張り、水1ℓに対して、ホタテ貝殻粉を1、2gの割合で入れて、よくかき混ぜる。

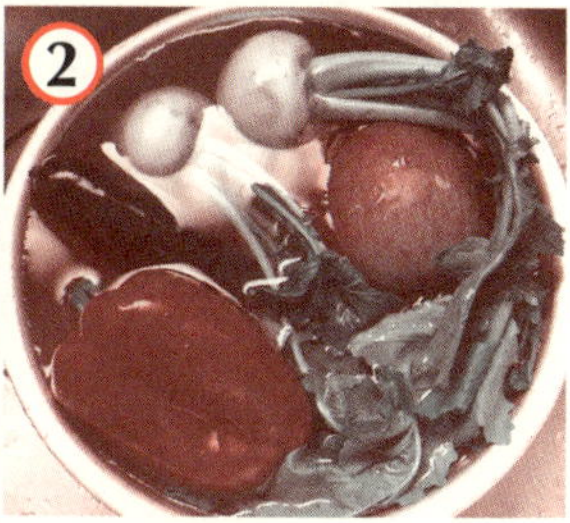

その中に野菜を浸け、10〜20分おく。

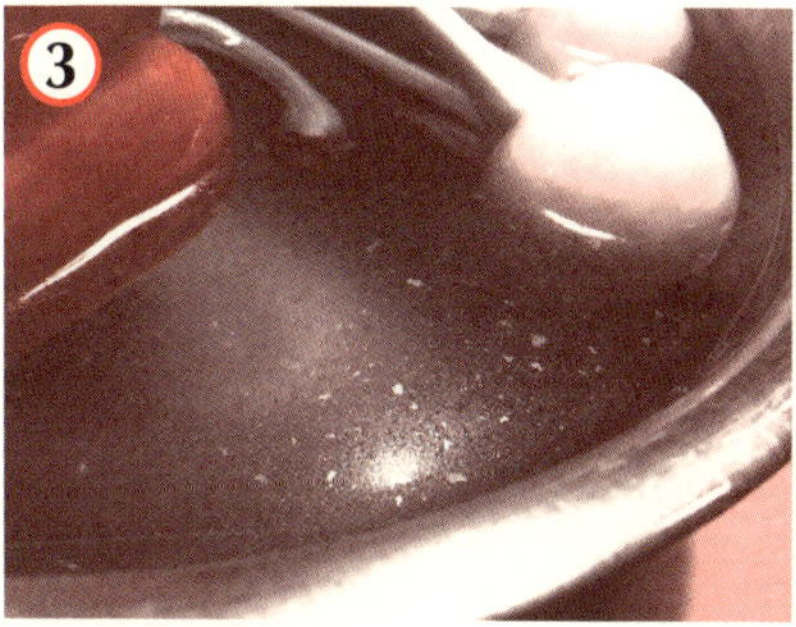

灰色がかった濁り水に変化。表面には汚い油膜が。野菜をすくい出して、水ですすげば使用OK。

の強アルカリの力とカルシウムが一緒に反応することで、水の分子が細分化。その細かくなった分子がさらに表面の奥深くまでもぐり込んで、汚染物質の除去に働いてくれます。

100%天然ですから安心。いくつかの商品が売り出されており、我が家も近くのドラッグストアやインターネットなどで購入していました。

それと、「これで野菜を洗ってから冷蔵庫に保存すると持ちがいい」とのことなので、たくさん購入したり、いただいたりしたときに何度か気を付けて観察してみたのですが、確かに新鮮さを保っているようでした。

肉や魚は塩でもむ

結着剤や牛脂などを注射器で注入して美味しそうなサシを人工的に作った〝高級肉〟。クズを集めて接着して型枠に押し込んで仕上げた偽りのロース肉……。そんな怖い肉がたくさん流通しているのが、今の世の中です。また、魚介類も、養殖の場合は特に、抗生物質をはじめさまざまな化学物質を投与されて育ちますから注意が必要

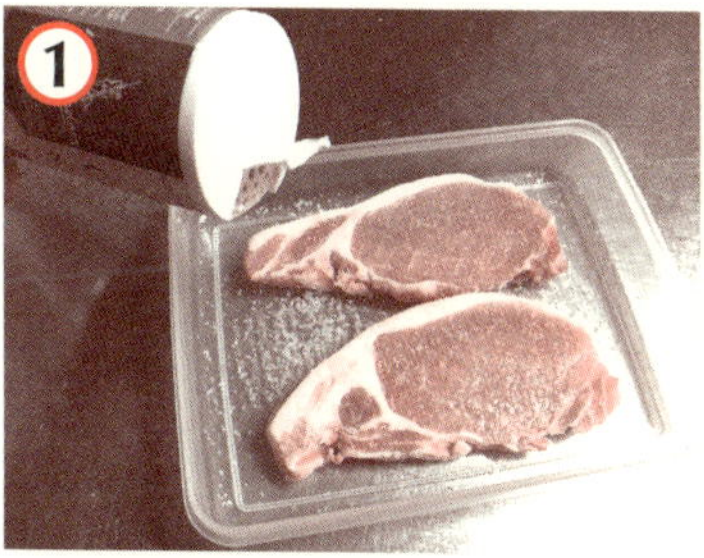

肉（または魚）の両面に天然塩を
まんべんなく振る。

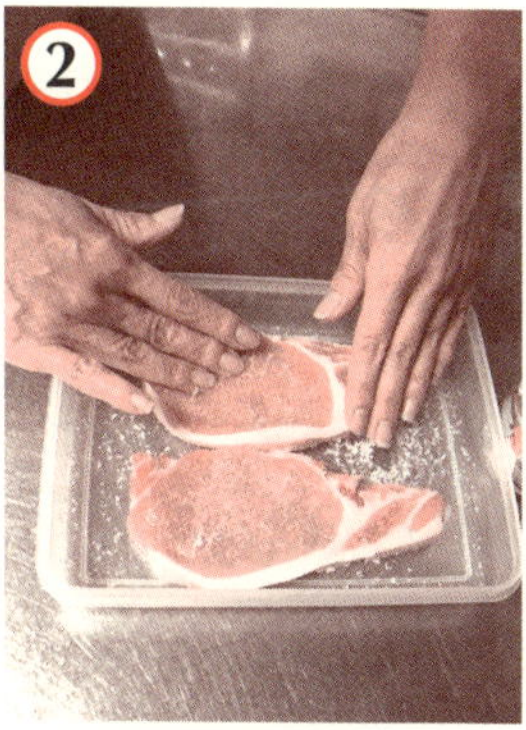

しばらく両手でもむ。

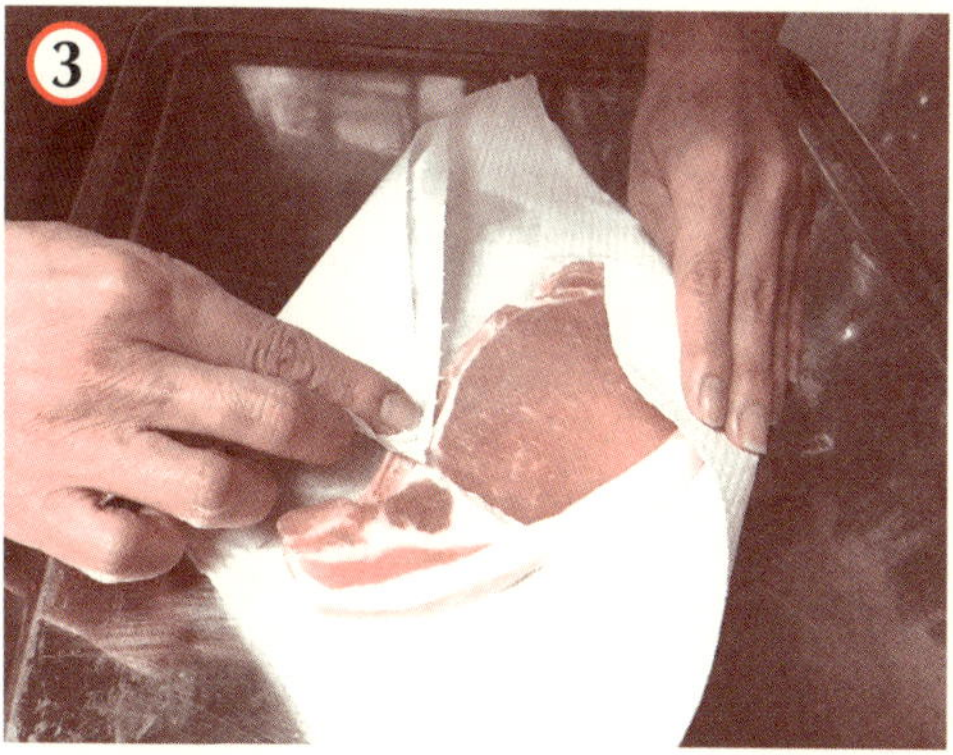

表面から、じわじわと不純物が出てくる。さっと流水で
洗い、キッチンペーパーで軽く拭いて使用。

です。銀ザケの身の色にしても、本物は赤いのに、ピンク色をしているのは作った色なのです。

もちろん肉も魚介類も、出所や産地ができるだけ明確なものを、信頼のおける店から求めるのが一番ですが、とは言え、100％安全というわけにはいきません。少しでも不安があるときは、「天然塩でもむ」という方法を夫はとっていました。例えば肉なら、全体に天然塩を振って、しばらく両手でモミモミと。やがて浸透圧により、余計な水分がじわっと染み出てきますが、この最初に出る水分の中に体に悪い不純物が含まれているのです。魚も同様に。「完全な排出は無理でも、この処理をやるとやらないとでは大違い」と夫は言っていました。

塩をして、ラップでくるんで少しおく

「肉や魚に天然塩をまんべんなく振って、両手でもむ」のと、目的は同じなのですが、両手でもむ代わりに、塩をした後にラップで食材をぐるりとくるんで密閉し、数十分おくやり方もあります。ラップを外すときに、内側に粘り気のある水分がついている

のがわかります。

不要なものを熱湯で軽減

熱湯も、食材の〝害〟を軽減するのに役立ちます。例えば、使用されている油の質が気になる厚揚げや油揚げなどは、ザルに並べた上から熱湯を回しかけるだけでも、

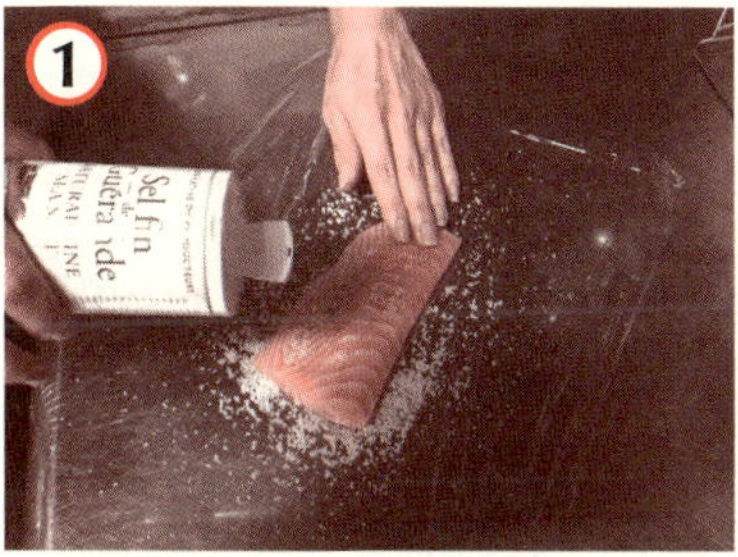

ラップを広げ、その上に肉（または魚）をのせて両面に天然塩をまんべんなく振る。

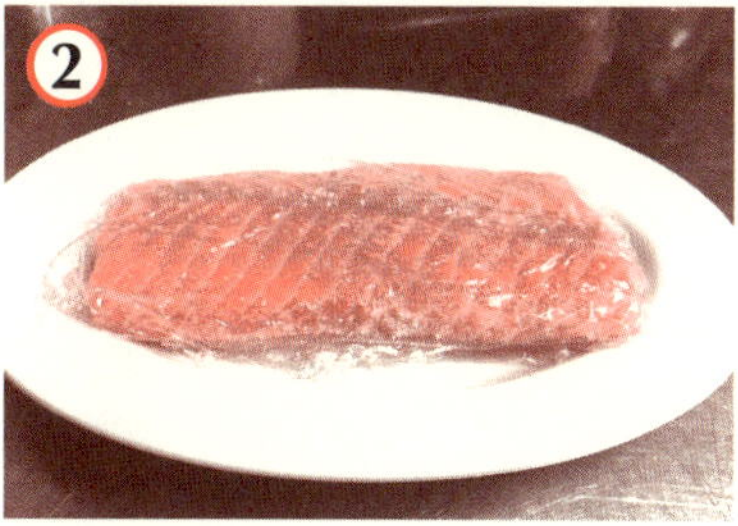

ラップでくるんで密閉。冷蔵庫へ。

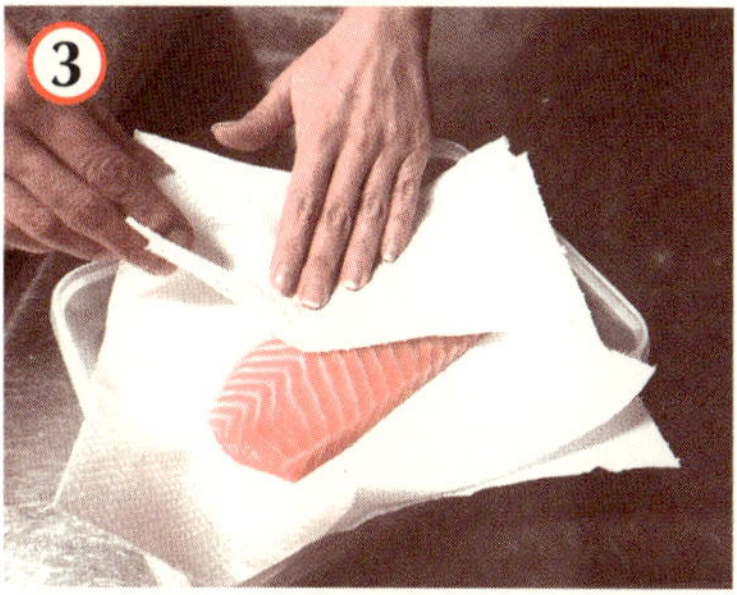

約30分後ラップをはがす。食材を流水で洗い、キッチンペーパーで軽く拭いて使用。

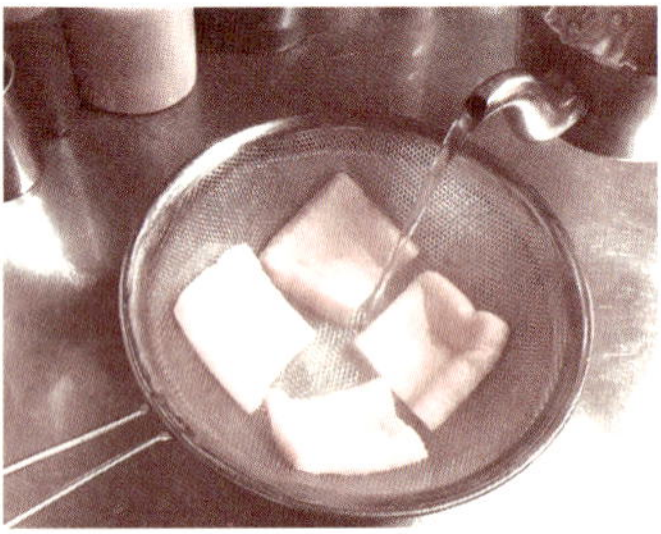

ザルに油揚げ（あるいは厚揚げ）をのせ、上から熱湯を回しかける。

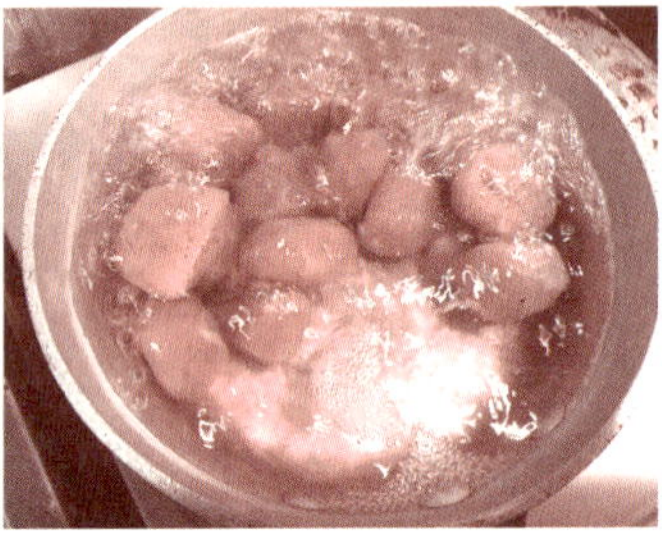

コンニャクは熱湯の中でゆでる。

余分な油を落とせます。あるいは、食品添加物が気になる練り物などは、鍋に湯を沸かし、沸騰した中にしばらく浸けるという手も。

じつは褒められたことではないのですが、寒くなると夫は年に一度くらい「おでん」を無性に食べたがりました。しかしタネの添加物が懸念されます。健康のことを考えればNGなのですが、そこは生身の人間。欲求に負けそうになった夫は、最低限、食べる前にこんな工夫をしました。コンニャクは、天然塩でよくもんで不純な水分を出してから、沸騰した湯の中に浸け、ゆでこぼして再度湯の中へ。ドス黒くなった湯が澄むまでこれを数度繰り返す。他の、はんぺん、ちくわ、さつま揚げなどは、1回だけ湯の中に浸けて、しばしグラグラ。そうやって〝湯上がり〟のタネたちを準備した後、天然・良質の醤油と本みりん等でおでんだしを作って、その中にタネたちをゆっくりコトコト浸からせたのです。

余分な脂はできるだけ落として

夫曰く「悪いものは表面にあり」。塩でもむ方法もそうですが、とにかく表面から染み出させたものを絡め取っておけば、体への危険が少しでも減る、という考えでした。

例えばベーコン。こってりすぎる脂をなんとか落とそうとした夫は、フライパンでそのまましばらくあぶってから、染み出てきた脂分をキッチンペーパーで吸い取っていました。あるいはオーブントースターを利用することも。アルミホイルを敷いた上にベーコンを置いて数分温めると、表面からじわーっと脂が。アルミホイルに溜まった脂をキッチンペーパーで拭きながらベーコンを取り出し、そこから調理となります。健康上、あまり積極的に摂るべき食材ではありませんが、どうしてもの場合は、こうした方法もありますということです。

▼GI値に注意すること

GI値（グリセミック・インデックス）とは、わかりやすく言うと、体が糖を吸収するときの速さを示す値です。

例えば吸収の速い糖（高GI値食品）を摂ったときには、血糖値が急激に上がり、すい臓からインスリンというホルモンが出て、それを下げようという動きが体内で起こります。こういう状況が続きすぎると、代謝のシステムが狂い、体内にさまざまなトラブルが生じて、病気に陥ることに繋がります。

ちなみに、夫が〝最悪の毒〟だと忌避していた砂糖のGI値は、最高値を示します。

●低い値の食材を使用

夫は、カロリーというものは無視していました。なぜならカロリーは栄養価を燃焼熱で表すだけで、食べ物の中にどんな栄養が含まれているかを問わないからです。それよりも神経を使うべきは食品のGI値。基準値60以上の高い値の食品ばかりを摂っ

◎GI値表

◎炭水化物

精白米	84	そば	54	全粒粉パン	50
玄米	56	パスタ	65	フランスパン	93
うどん	85	食パン	91	ライ麦パン	58

◎野菜

ナス	25	レンコン	38	カボチャ	65
タケノコ	26	ゴボウ	45	トウモロコシ	70
しめじ	27	サツマイモ	55	人参	80
ネギ	28	ブロッコリー	25	ジャガイモ	90
オクラ	28	大根	26	ほうれん草	15
シイタケ	28	キャベツ	26	もやし	22
トマト	30	ニラ	26	チンゲン菜	23
タマネギ	30	ピーマン	26	レタス	23

◎乳製品

プレーンヨーグルト	25	マーガリン	31
バター	30	粉チーズ	33

◎果物

グレープフルーツ	31	キウイ	35	ブドウ	50
オレンジ	31	りんご	36	バナナ	55
レモン	34	桃	41		

◎砂糖・お菓子

メープルシロップ	73	黒砂糖	99
上白糖	109	ショートケーキ	82
グラニュー糖	110	チョコレート	91

出典：『低GI値で 食べるほどにやせ体質ダイエット』、永田孝行監修、主婦の友社、2009

ていると、インスリンが分泌されすぎて、肥満や血液のドロドロを招きます。「体を回復させるカギは、腸と血管」だと言って、夫は食材のGI値を常に気にかけていました。

値を低くする工夫

血糖値の上昇を抑えて血管を傷めないようにするには、GI値が基準値60以下の食材を、とわかってはいても、どんな料理も必ずその数値内の食材のみで仕上げるのは、なかなか難しいこと。調理頻度が多いジャガイモやニンジンなどのGI値も高めです。けれども、次のような3つの手段を用いると、GI値が下がることがわかっており、夫も活用していました。例えば、ポテトサラダに酢を混ぜ入れたり、カボチャを小豆と一緒に煮る、などです。いろんな工夫ができるはずなので、お試しください。

①酢を使う
②食物繊維の多い食材と併せて調理
③豆類と一緒に食べる

▼体を温める食品を摂る

低体温下で活発化するがん細胞を抑えるため、体を温める食品（寒い地域で育つ、冬場に採れる、土の中から採れるものなど）を積極的に摂取。体を冷やす食品（暑い地域で育つ、夏場に採れる、辛いものなど）は避けるようにしますが、これらも①コトコト熱する（電子レンジはＮＧ）②乾燥させる③圧力をかける（重しや圧力釜の使用）④塩漬けにする⑤新鮮な油で揚げる・炒める――いずれかの方法を用いれば、食品の成分などが変化し、体を温める食べ物に変わります。

▼安心な〝味付けの素〟を手作りして常備

良質・天然の調味料さえ揃えておけば、安全かつ、とても美味しい〝調味の素〟が家で手軽に作れます。ビンなどに入れて冷蔵庫で保存しておけば、日持ちするものも。次ページ以下、〝奇跡のシェフ〟オリジナルの作り方です。ぜひご活用を。

どんな料理でもおまかせ。
台所にこれさえあれば頼もしい

万能うま味調味料

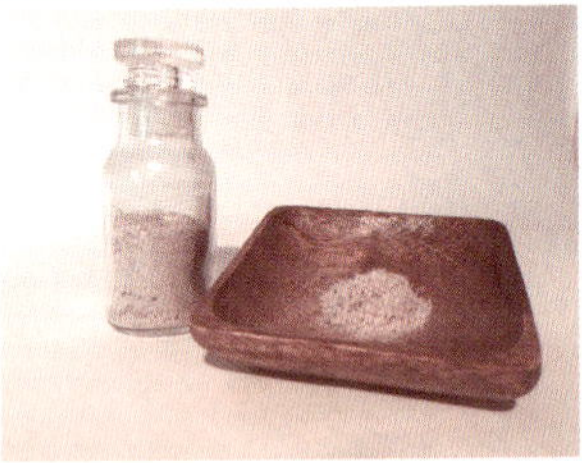

材料

- 干しホタテ貝柱 —— 20g
- 昆布 —— 20g
- 煮干し —— 20g
- 干し小エビ(またはオキアミ)無着色のもの —— 40g

作り方

1 干しホタテ貝柱は、できるだけ細かくしておく。

2 昆布は表面のごみを拭き取る。表面の白っぽい粉はうま味成分のアミノ酸なので、洗い流さないこと。

3 煮干しの内臓、えら、目など、雑味のもとになる部分は取り除く。

4 ①②③と小エビをフードプロセッサーに入れ、できるだけ細かくすれば出来上がり。基本の味付けにも、もうひと味欲しいときにも重宝。

※密閉ボトルで冷蔵庫にキープしておけば1か月は大丈夫。冷凍もOKで、3か月は味が保てます。

一番と二番を合わせて使用しても美味しい

美味だし

一番だし
お吸い物などに

材料

- 水 —— 1000cc
- 昆布 —— 15〜20g
- かつお節（枯れ節）—— 20g

作り方

1 昆布は表面のごみを拭き取り、10cmの長さで切れ目を入れておく。

2 鍋に、水と①の昆布を入れ、弱火で約10分煮込む。

3 ぬめり・雑味が出ないよう、沸騰する前に昆布を取り出し、沸騰後すぐ火を止める。

4 かつお節を入れ、ひと煮立ちしたら火を止め、アクを取る。

5 かつお節が沈み始めたら、布で静かに濾《こ》す。

二番だし
味噌汁や煮物に

材料

- 一番だしで使った昆布とかつお節
- 水 —— 1000cc
- 荒節 —— 10〜15g

作り方

1 鍋に水1000ccと一番だしで使った昆布、かつお節を入れ、沸騰したら弱火で約10分煮る。

2 荒節を加え、5、6分弱火で煮る。

3 アクを取り、火を止め、かつお節が沈んだら濾して、軽く絞る。

作る時間がないときは、
この方法でも大丈夫

水だし

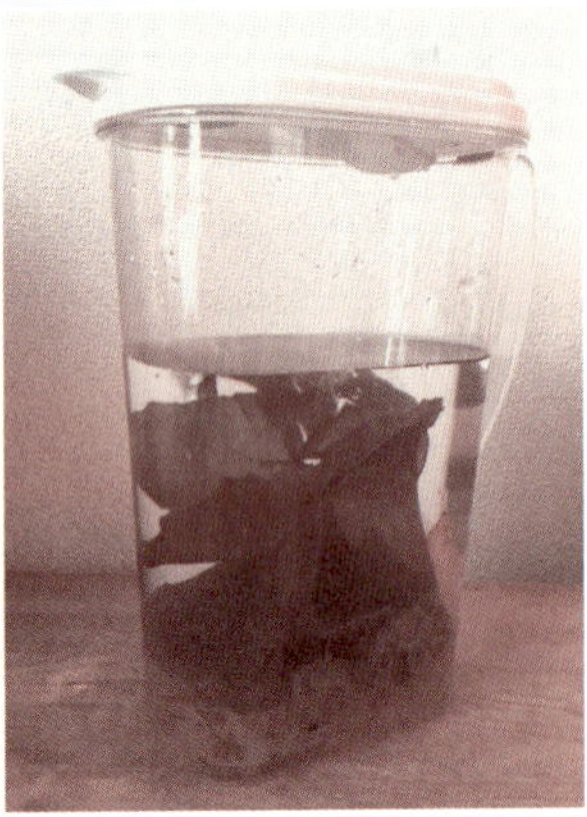

材料

- 麦茶や冷水作りに用いる広口の容器があると使いやすい。または、だしの材料の出し入れがしやすくて、具が出ないような注ぎ口のあるフタつきボトルを用意。
- 水 —— 1000〜1500cc
- 昆布 —— 15〜20cm
- 煮干し —— 4、5匹
- 荒節 —— 煮干しと同量程度

※煮干しの代わりに干しシイタケ2、3個でも。あるいは両方入れても可。

作り方

1 容器に昆布などの材料を全部入れ、水を注ぎ入れてフタをし、冷蔵庫でひと晩程度おくと、美味しいだしが出てくる。冷蔵庫で保存しながら2、3日で使い切る。

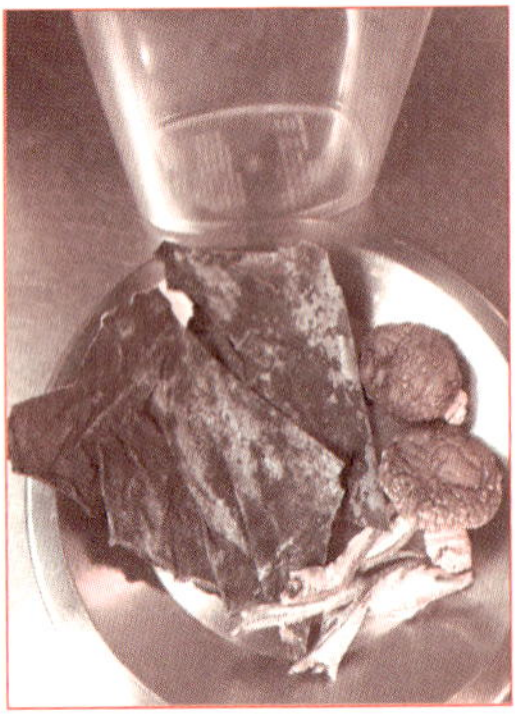

だしを取った残りの具は、佃煮に

「美味だし」も「水だし」も、だしを取って残った昆布などは、天然醸造醤油と本みりんで煮ると、美味しい佃煮になります。味の濃さはお好みで。煮るときに干し桜エビを加えるとさらにうま味が増します。食べる際、ごまを振りかけるのも良し。我が家では、だし作りが終わると具を引き上げ、水気を軽く切ったら保存袋にしまって、いったん冷凍庫へ。そして、ある程度の量になったところで佃煮にします。ヌルヌルぐちゃぐちゃだった具が冷凍されることでひとまとまりになっており、パリッと簡単に割って扱えるので便利です。

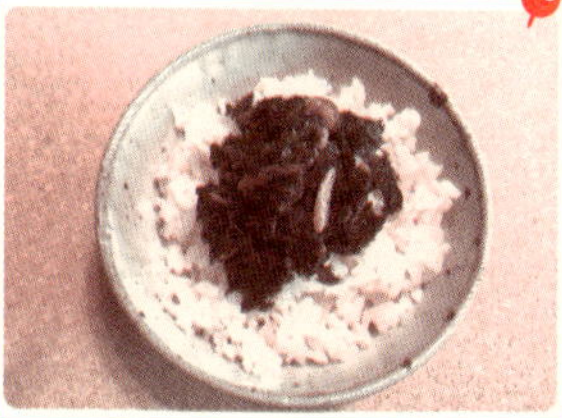

ご飯のおともに。

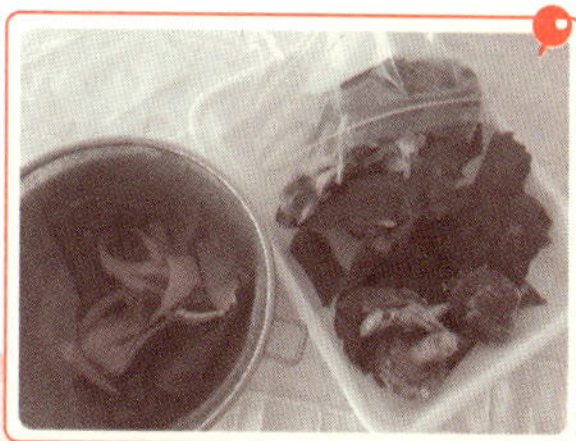

冷凍庫で保存しておけば、いつでも使う分だけを簡単に取り出せます。

だし汁があれば野菜スープも簡単

キャベツ、ブロッコリー、ニンジン、タマネギ、ダイコン、長ネギ……中途半端に余った野菜があるときに、我が家ではそれらをスープにします。余り野菜を細かく刻んで、エクストラバージンオリーブオイルで炒めて、「美味だし」(または水＋「万能うま味調味料」)で煮て、塩コショウで味を調えるだけ。好みでコクを出すためにベーコンを少し入れてもいいし、キノコを加えても美味しい。溶き卵を入れたり、トマトがあるときは刻んで入れてミネストローネ風にしたり、ごま油といりごまをかけて中華スープっぽくしたり。いろんな味に変化させて楽しむこともできます。

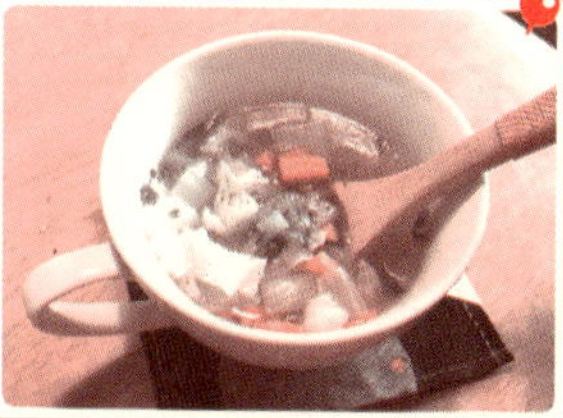

食材を捨てずに済んで、しかも体に良いスープ。

だしで割って麺つゆに。煮物や照り焼きにも使えて万能

本かえし

材料

- 醤油 —— 1000cc
- 本みりん —— 200〜250cc
- てんさい糖(オリゴ糖) —— 160〜200g

作り方

1 鍋にみりんを入れ、弱火で加熱しながらアルコール分をとばす(＝煮切る)。

2 てんさい糖を加え、かき混ぜながら溶かす。

3 醤油を入れ、さらに弱火で加熱。泡が立ち、表面に膜ができてきたら火を止める。絶対に沸騰させないよう注意。

4 表面のアクをすくい取り、自然に冷ます。

5 ビンなどの密閉容器に移し、冷暗所で2週間ほどおいて熟成させれば出来上がり。

※麺つゆにするときは、「本かえし」1対「だし」3の割合で。

市販のものなどより、だんぜん美味しくて安全

ポン酢

材料

- 醤油 —— 500cc
- 純米酢 —— 300cc
- 柑橘《かんきつ》果汁（シークワーサーなど）—— 500cc
- 本みりん —— 100〜200cc
- かつお節（荒節）—— 50〜60g
- 昆布 —— 20cm

作り方

1 容器に、すべての材料を入れ、常温で1日（24時間）寝かせる。

2 1日経ったところで濾すと出来上がり。味は本みりんを加えることで調整を。

かけるとすぐに野菜の味が染み込んでいって美味しい

ノンオイルドレッシング

材料

- タマネギ —— 1個
- ニンニク —— ½片
- てんさい糖（オリゴ糖）—— 50〜60g
- シークワーサー果汁 —— 30〜50cc
- 白ワインビネガー（または純米酢）—— 500cc

作り方

1 ミキサーですべての材料を攪拌《かくはん》すれば、出来上がり。

口の中に野菜のうま味がパァーッと広がる

ニンジンドレッシング

材料

- ニンジン —— 1本
- タマネギ —— ½個
- ニンニク —— ½片
- 白ワインビネガー —— 150cc
- エクストラバージンオリーブオイル —— 450cc
- てんさい糖(オリゴ糖) —— 30g
- 好みの酢 —— 60cc
- シークワーサー果汁(またはレモン1個分) —— 50cc

作り方

1 ミキサーですべての材料を攪拌すれば、出来上がり。

サラダにも温野菜にもゆでた鶏にも合って、しかも体に効く

ごまドレッシング

材料

- タマネギ —— ½個
- てんさい糖(オリゴ糖) —— 20〜30g
- 純米酢 —— 300cc
- ごま油 —— 60cc
- いりごま —— 30g
- すりごま —— 20g
- 味噌 —— 20g
- 生姜 —— 少々
- 塩 —— 少々

作り方

1 ミキサーですべての材料を攪拌すれば、出来上がり。

第5章

病とともに食を楽しむ。「死なない食事」作り・実践編

「〝レストランを斬る〟なんて企画、テレビとか雑誌とかでやってみたいなあ」という夫のセリフを何回聞いたことでしょうか。美味しいとマスコミで取り上げられた有名店を覆面で回って、味を確認して歩きたいと言うのです。

そんな話をしているときは、自分が末期がん患者であることなどおかまいなし。けれども夫は、自分が作り出す味には誰にも負けない自信があったのだと思います。実際、一緒に食べていた私は美味しさを堪能しました。

ここに、夫の日々の献立例などをお伝えするとともに、彼が作っていた料理のレシピを各種ご紹介します。

命の復活に効いて、かつ美味なる〝奇跡のシェフ〟の味です。

〝奇跡のシェフ〟と呼ばれた夫の言葉

食べた多くの人が
〝美味しい〟〝優しい味がする〟と
喜んでくれた。
料理人として、うれしいし、
生きる励みにもなる

▼玄米ご飯を中心に——夫の献立例

夫が、どんな食事を、どんなふうに摂ってきていたのか。できるだけ具体的に辿ってみます。キーワードは「美味しいものは、力をくれる」、でしょうか。

●玄米ご飯、食べ方あれこれ

健康回復のための食事の中心に据えた玄米は、ふつうに炊飯器で炊いて食べるほかに、夫はいろいろな変化をもたせていました。例えば、

▼**「味噌付け焼きおにぎり」**に。玄米ご飯でおにぎりを作り、表面に軽く味噌を塗って焼く。香ばしい。

▼**「ヒジキご飯・その1」**。炊飯器の中に、乾燥ヒジキを水で戻さずにそのまま混ぜ入れて炊く。ヒジキは玄米とあいまって軟らかく炊き上がる。天然塩か天然醤油を少々加える。ヒジキは玄米ご飯の風味の邪魔をしないので、いつものようにご飯茶碗によ

そえば、知らぬ間に海藻のミネラル分などが摂れる。

▼**「ヒジキご飯・その2」**。乾燥ヒジキを水で戻して、醬油と本みりんで軽く味付けしておき、炊き上がった玄米ご飯に熱々のうちに混ぜ入れるのも美味しい。

▼**「玄米お粥《かゆ》」**で食べる。トロトロになったお粥に、サケフレークを混ぜると、とても味の相性が良い。

▼**「玄米リゾット」**。たまに、目先を変えたいときなどに。

作り方は——、冷蔵庫の余り野菜などをみじん切りにし、エクストラバージンオリーブオイルで炒めて、水だし（P116参照）を加えて煮る。

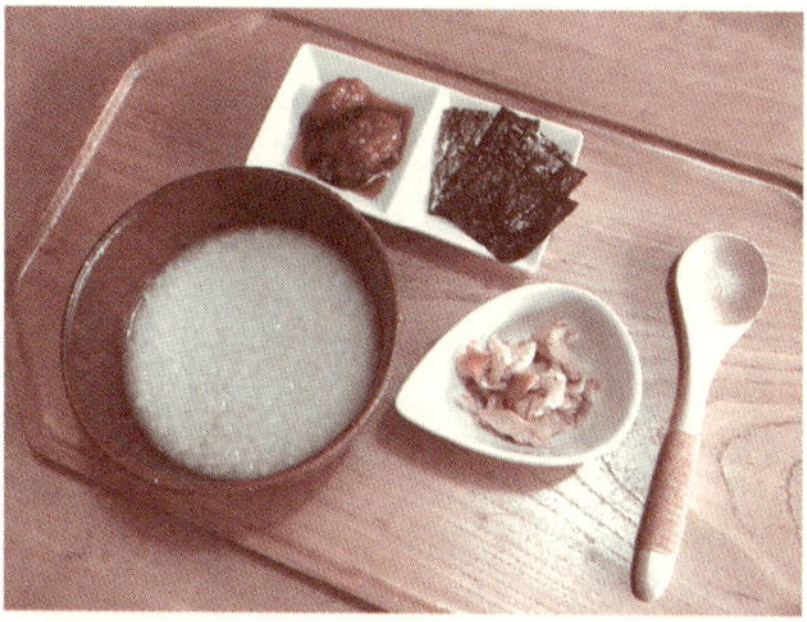

玄米お粥

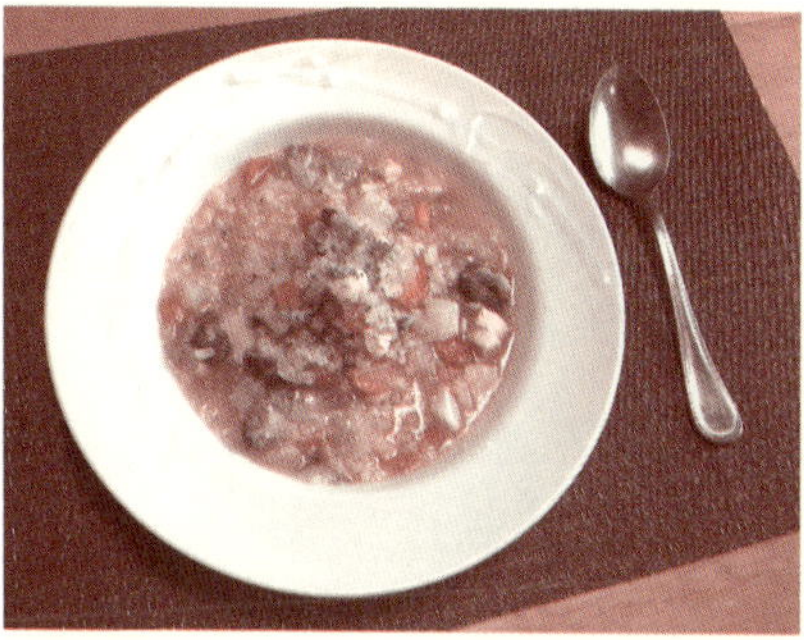

玄米リゾット

鶏肉などを加えてもＯＫ。軟らかくなったところで炊いた玄米を入れ、混ぜ込みながら加熱して仕上げる。食べるときに上からエクストラバージンオリーブオイルをかけると風味が増し、パルミジャーノチーズを少々振ると、さらに美味。

●玄米ご飯の、定番〝おとも〟

▼**納豆**……夫の好物。付属のタレはものによっては添加物の心配があるので使用せず、いつも天然塩とオリーブオイルをかけて食べていました。特に、「二代目福治郎納豆」の『鶴の子』。びっくりするほど大粒で、びっくりするほど旨い、とお気に入りでした。

▼**しそわかめ**……常に、切らしたことのない「萩・井上」の『しそわかめ』は絶品。玄米のお粥に入れて食べても、おつな味です。

▼**ちりめん**……無添加のジャコ。「ほむら」の『瀬戸

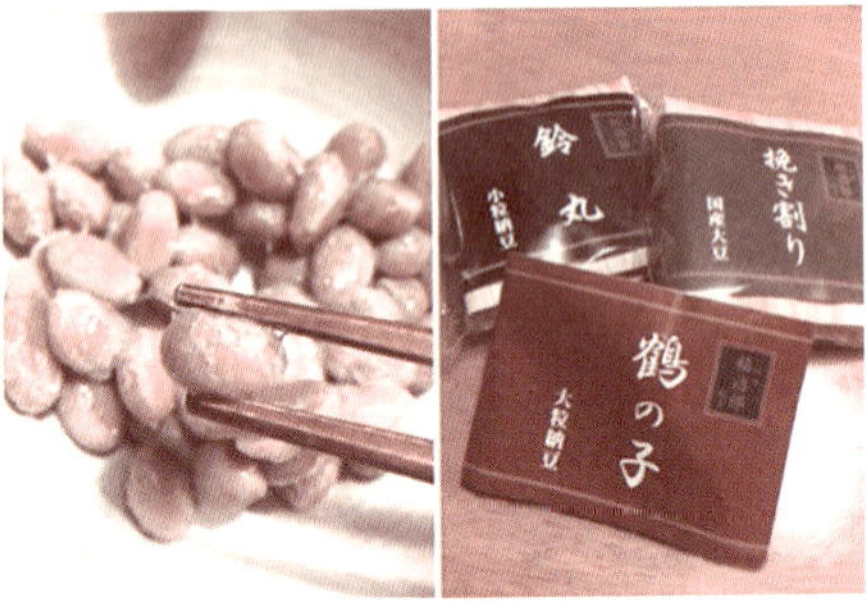

「二代目福治郎納豆」の『鶴の子』

の香り・ちりめん』など、手に入れられる美味はできるだけ常備。

▼**佃煮**……だしを取り終わった残りの具で作るお手製佃煮。P117参照。

●玄米ご飯＋おかず

玄米ご飯、ぬるめの味噌汁（酵素を殺さないよう60℃以下。P88、134参照）、ぬか漬け。それに、おかずが1、2品と、常備の〝おとも〟。

毎回の夫の食事は、おおよそ、そのような組み合わせでした。メインのおかずは基本的には、野菜やキノコ類や海藻をできるだけ用いて、魚か肉をプラスしたもの。

とはいえ、末期がんの体に配慮して、かたくる

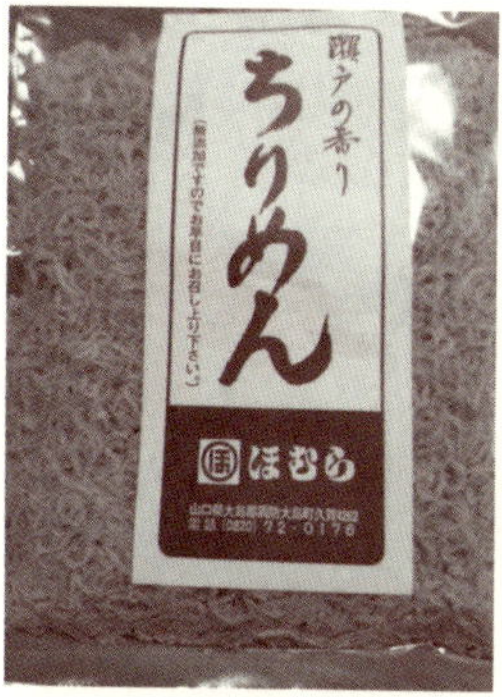

「ほむら」の『瀬戸の香り・ちりめん』

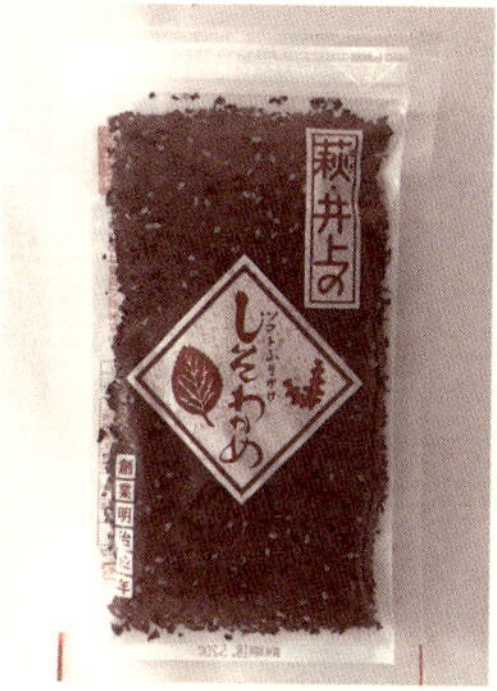

「萩・井上」の『しそわかめ』

しい献立を神経質に組み立てるのではなく、夫はその日、食べたいものを食べたいように、上手に組み合わせていました。もちろん、体に何が必要かは十分わかっており、栄養面などのことはぬかりなく。そのうえで、夫は日日の食事を1回ずつ楽しく味わいたかったのだと思います。

例えば、振り返ってみると、こんな楽しい食卓のことを思い出します。

▼**「餃子パーティをやろう」**と、夫が急に言い出して、二人で餃子を30個ほどせっせと手作りしたことがありました。タネは、合いびき肉と、刻んだキャベツとニラと長ネギ。味付けには当然ながらいっさい化学調味料を使

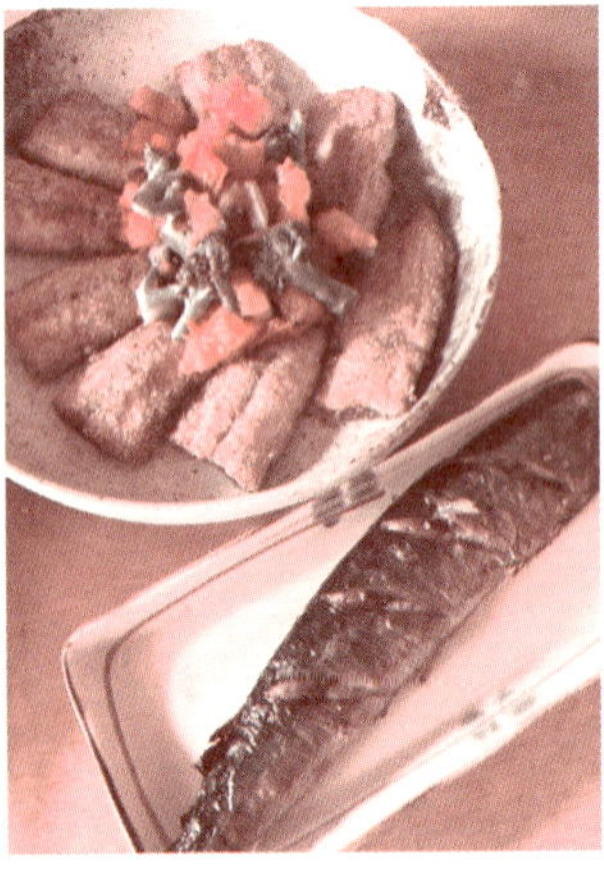

今日は魚ざんまい

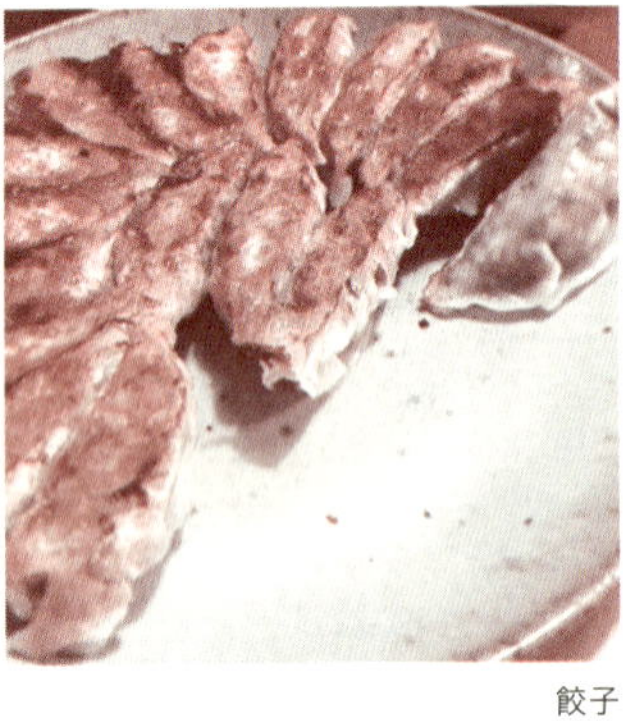

餃子

用しませんでしたから、ちゃんと肉らしい肉の味と野菜本来の味がしたことを、今でも口が（脳が？）鮮明に覚えています。あまりにも美味しかったので、写真を撮ったのが残っています（右ページ・写真右）。

それと、さらにはこんなことも。

▼**「今日は魚ざんまい」**と夫が決めて、おかずは魚のオンパレードという日もありました（右ページ・写真左）。いずれも、夫なりの前向きなストレス解消であったのかもしれません。

▼**「おでん食べたい！」**。添加物のリスクをできるだけ除くため、コンニャクや練り物を〝お湯にくぐらせてから、自前のだしで煮直す〟という夫のやり方はお話ししましたが（P108）、実際に食卓に並べたときの写真がこれです（下）。色はあせていても、味はバッチリでした。

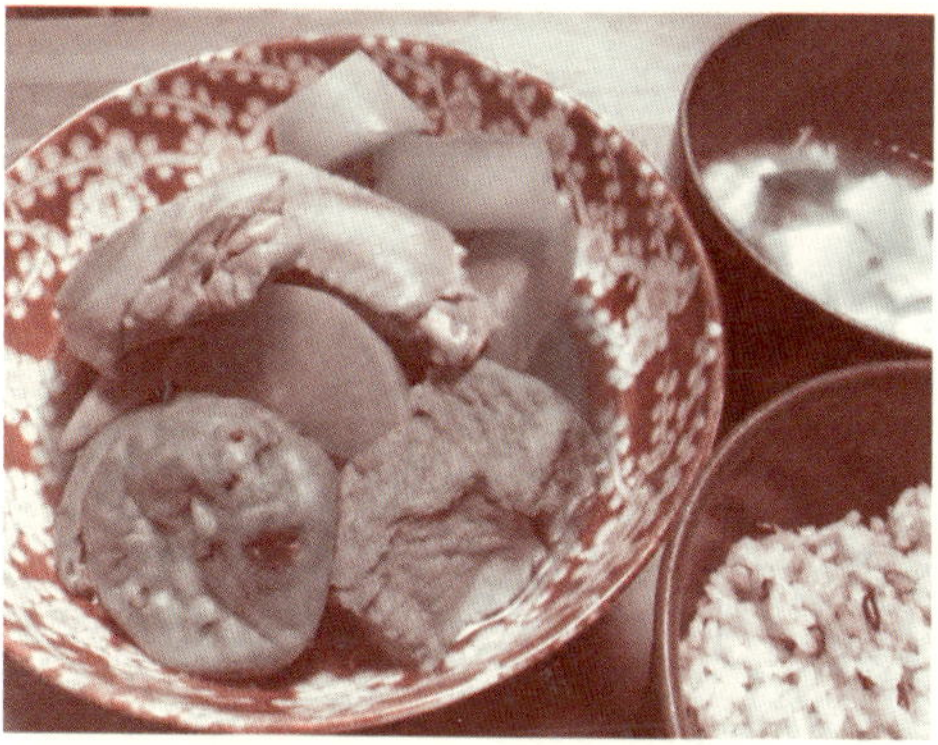

今日は、おでんだ！

ある日の献立

発酵づくし

「玄米混ぜご飯の海苔巻き仕立て」、ぬるめの「カブの味噌汁」。それに「ザワークラウト」と「水キムチ」。このような組み合わせで、発酵食品ばっかりで食べるときも。

発酵食品には、乳酸菌や酵母菌、ビタミン・ミネラル類や、体の代謝を助ける酵素も豊富に含まれていますから、まさに元気の源です。

ちなみに、玄米混ぜご飯にはヒジキとニンジンと油揚げが入っています。茶碗で食べる代わりに海苔巻きにしてみることで、目先が変わり、食欲も増します。

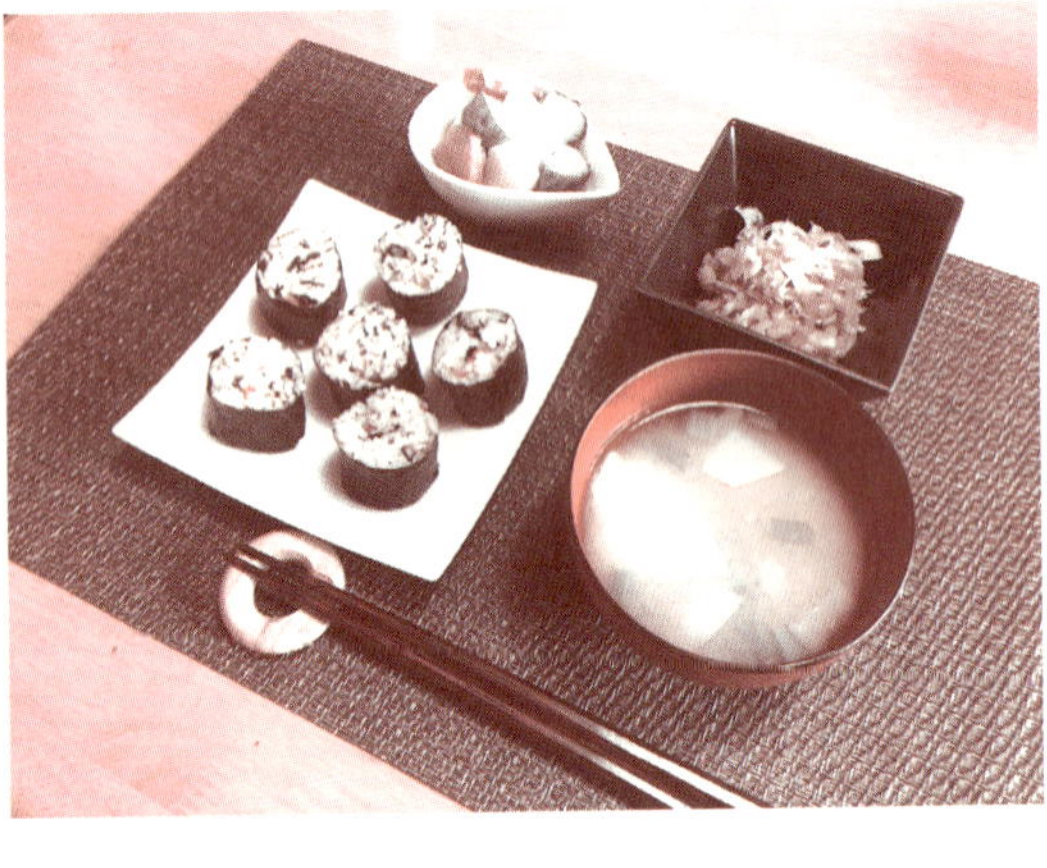

ある日の献立

野菜で軽めに

体を健康にしたいという強い意思を持って、自分なりの食事術に取り組んでいた夫でしたが、それでも、体調があまりすぐれず「今日はちょっと軽めにしたいな」という日もありました。そんな日の食卓は、1食をお湯に玄米パウダーを溶いたものを飲むだけにしたり（P55参照）、もう1食は、野菜を主に食べる献立にしたりしていました。例えば、下の写真のような。並んでいるのは、「野菜の煮物（里イモ、ニンジン、コンニャクなど）」「ぬか漬け」「玄米ご飯・『しそわかめ』のせ」「ぬるめのワカメの味噌汁」です。

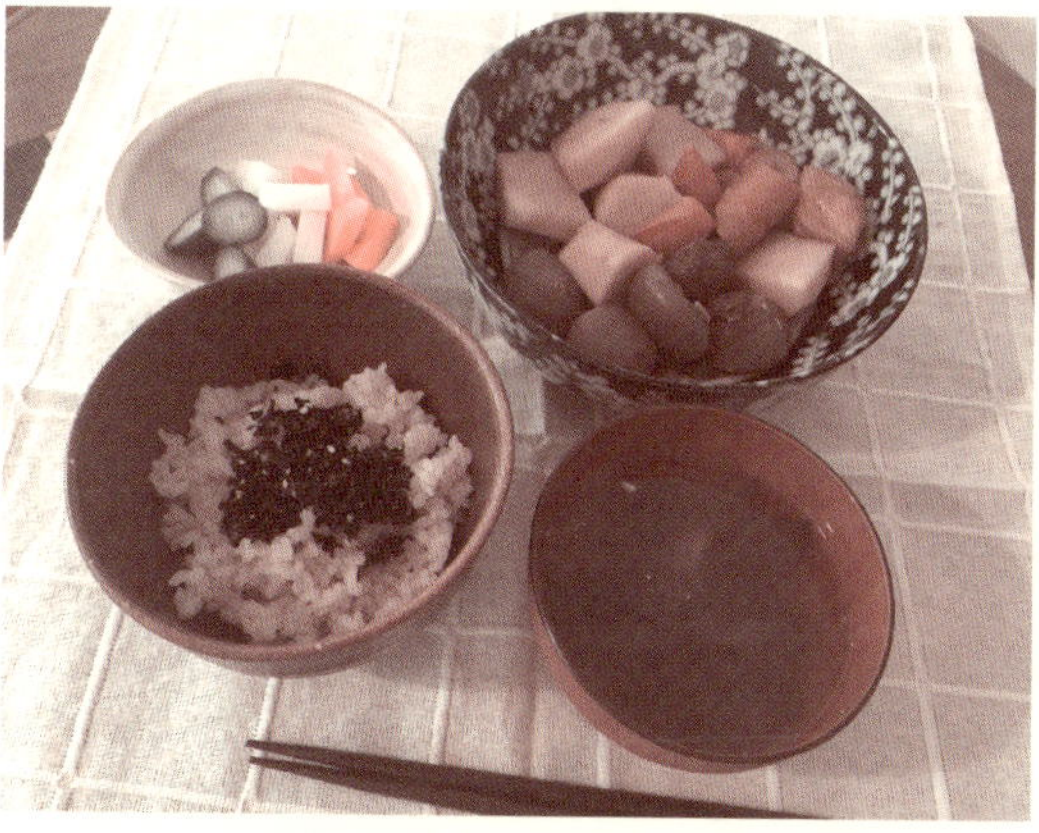

ある日の献立

魚をメインにして

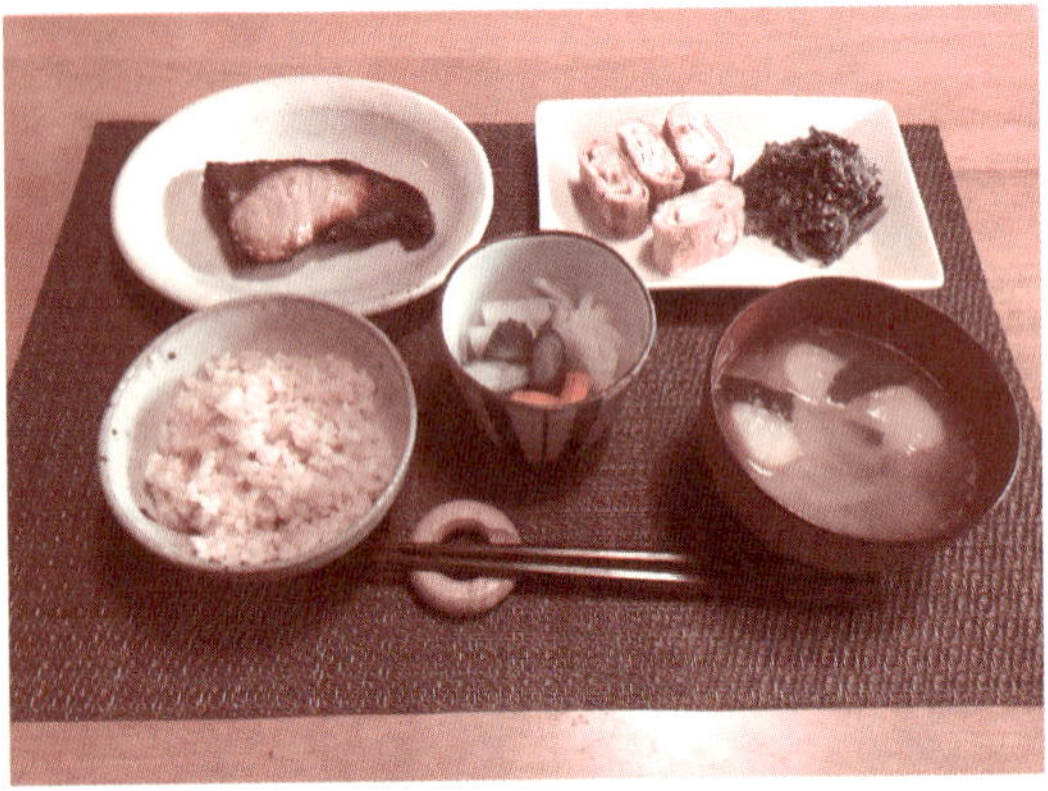

ブリの塩麹焼きと、玄米ご飯、ぬるめの味噌汁、卵焼き、ほうれん草のごま和え、ぬか漬け。だいたいこんな感じが基本パターンですが、この他、納豆やお豆腐、酢の物、水キムチなどもひんぱんに登場します。卵焼きは夫の好物で、味付けはみりんを少々入れたほんのり甘いものが好きでした。

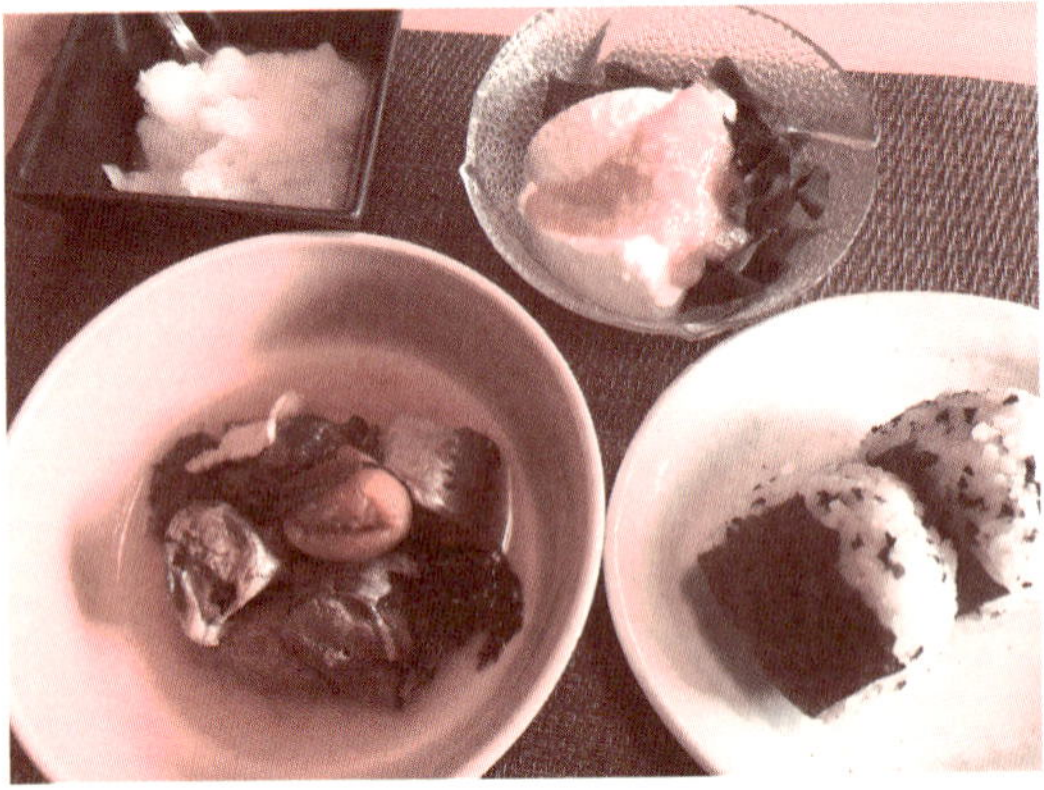

イワシの梅煮と、おにぎり、ダイコンおろし、豆腐とワカメの酢味噌ダレ。おにぎりは食べきれなければ一つだけにして、残りはラップに包んで次回用として冷蔵庫にキープすることも。酢味噌ダレに味噌が使われているので、いつもの味噌汁の代わりとなっています。

ある日の献立

肉をメインにして

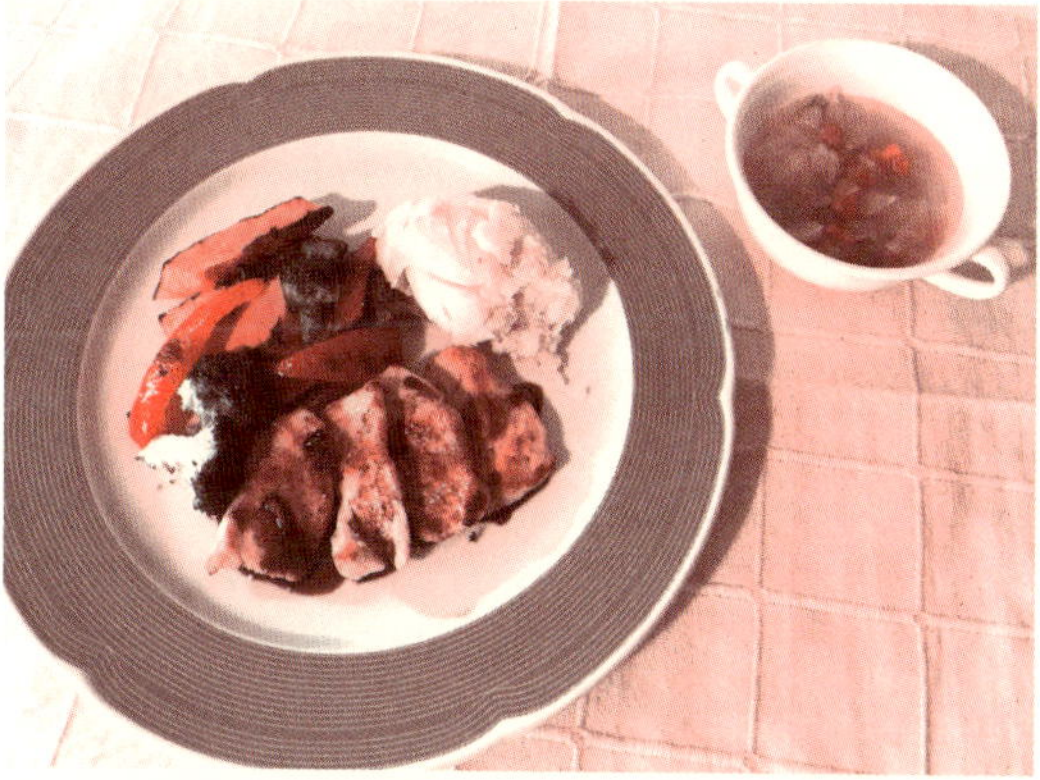

鶏むね肉ソテーと、野菜炒め、マッシュポテト、野菜スープ。野菜炒めはパプリカ、ブロッコリー、カボチャなど。鶏のソテーを中心に、全体にバルサミコ酢をかけて食べます。こうした肉のおかずの一皿＋スープという組み合わせも時々ありました。その際、玄米ご飯は控えます。

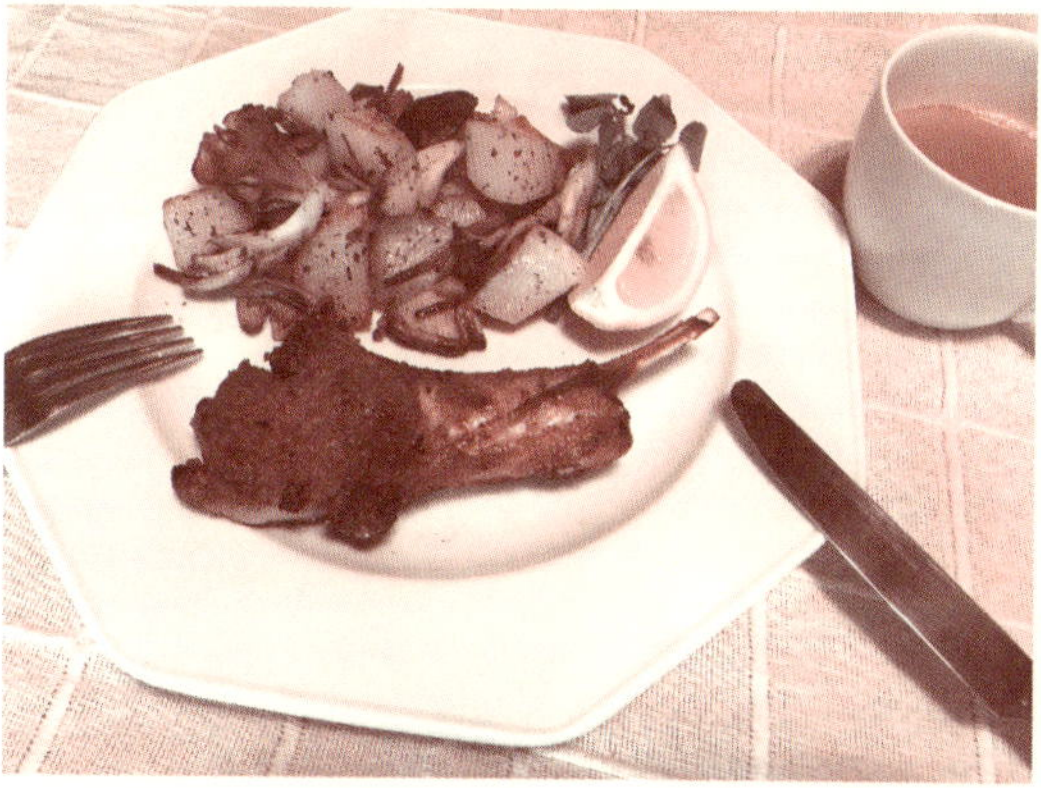

ラムチョップのレモンがけと、野菜とキノコの炒め物（ジャガイモ、マイタケなど）、カボチャスープ。羊の脂は人間の体の中では溶けにくいので、とても健康的なのです。味付けは塩コショウだけ。そこにレモンをギュッと搾りかけて。レモンや酢はジャガイモなどの高いＧＩ値を下げてくれます。

毎日の食卓で夫が心がけていたこと

ぬるい味噌汁を飲み続けて、免疫力や自然治癒力をつける

味噌がどんなに素晴らしいパワーを持っているかについては、第3章で示した通りですが、放射性物質にも抗う味噌の力に感服した夫は、味噌の摂取に大変熱心でした。主に味噌汁としての飲用ですが、忙しいときなどは、「体に入れるのは同じだ」と言いながら、味噌のポットにスプーンを突っ込んで、直に味噌を舐めることも。ところで —— 味噌が持つ生命活性力、それは豊富な微生物と彼らが生み出す豊富な酵素の力によるわけなのですが、味噌汁にする場合、どうしても注意しなければならないことがあります。酵素は60℃以上では死滅するので、それ以下のぬるい温度でないとまったくムダなことになるのです。

ぬるい味噌汁の作り方

熱々の味噌汁はNG。酵素を生かすため、60℃以下で仕立てること

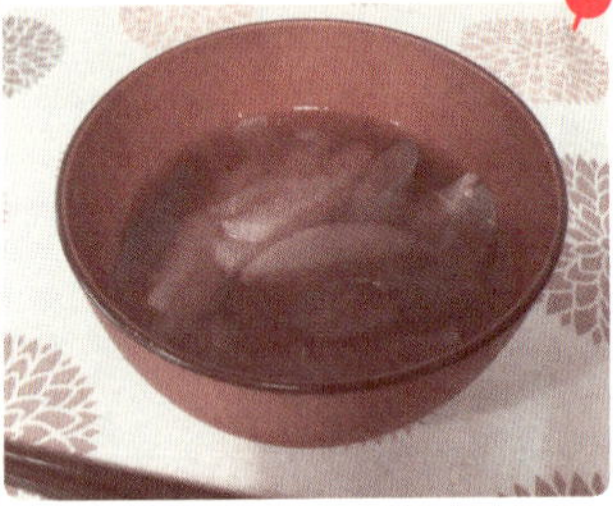

体の回復を助けてくれる「ぬるい味噌汁」。

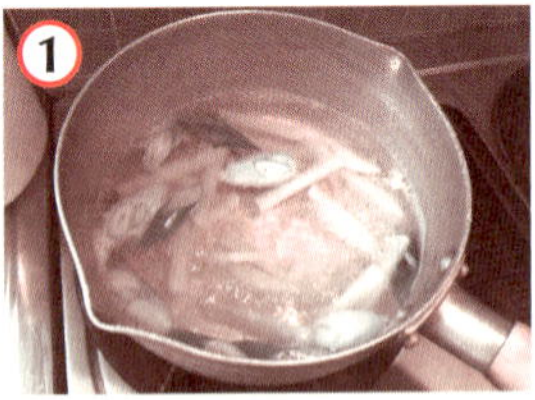

まず最初に、鍋で具(野菜など)だけを煮る。

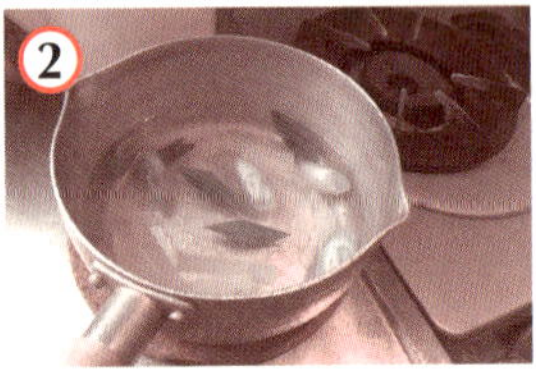

具が軟らかくなったら火を止め、鍋をコンロからおろす。

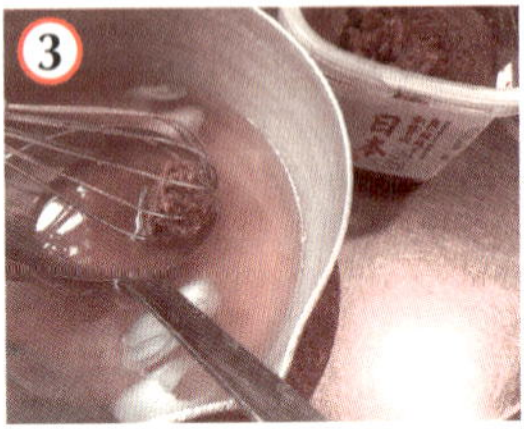

10分ほど冷ましたところで、味噌を溶き入れる。

毎日の食卓で夫が心がけていたこと

日本人の体をずっと守ってきた 納豆や豆腐、豆類を積極的に摂る

優れた発酵食品である納豆の歴史は古く、ある説によると奈良時代頃から食べられているそうです。日本人にとって重要で良質なたんぱく源として、今日までずっと食べ続けられています。たんぱく質以外にも、脂肪、ビタミンB_2やB_6、カリウムやマグネシウム、亜鉛や銅など、たくさんの栄養を含有。血栓を溶かすナットウキナーゼなる物質も持ち、そして酵素もたくさん。こうしたことから、夫は納豆に大きな信頼と期待を寄せて日々、摂取していました。「昔の人の知恵に学ぶ」。どんな食べ物に対しても、夫の目は〝昔の日本〟に向けられていたように思います。納豆と同様に、大豆や、大豆加工食品である豆腐の摂取にも夫は努めていました。

納豆

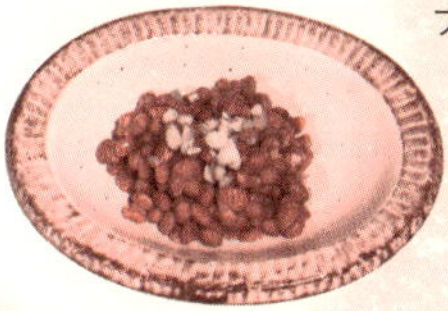

納豆に付いているタレは添加物のリスクがあるので、それらはいっさい使わず、よくかき混ぜたのちに、エクストラバージンオリーブオイルをかけて食べる、というのが夫のやり方でした。しかも、温かいご飯の上には決して載せずに。なぜなら、味噌と同じように発酵食品である納豆に含まれている酵素が熱に弱いからです。

豆腐

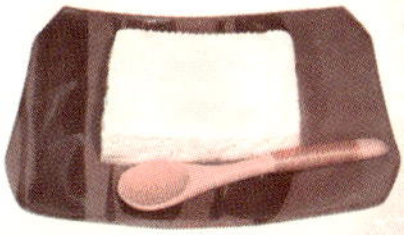

調理せずに、そのままいただく場合、体を冷やさないように、たいていは湯豆腐にしていましたが、真夏などは常温のものを摂ることもありました。もちろん冷蔵庫で冷え切った豆腐は避けていました。夫は豆腐にも、エクストラバージンオリーブオイルをかけて食べていました。

黒豆

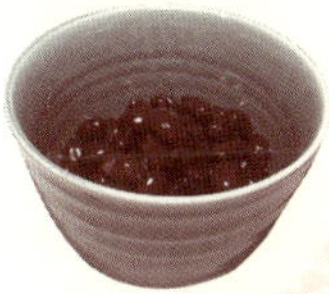

大豆の中でも一番体に効く、優等生の豆（美味しい煮方はP145にあります）。栄養たっぷりの煮汁も必ず飲むことが肝心です。なおGI値の高い食品は豆類と一緒に摂ると、値を下げることができます。

▼

美味＆健康レシピ

生命力のある野菜で調理

体のために、野菜はさまざまな種類をたくさん摂りたいものですが、サラダや、ふつうの煮物や炒め物だけではどうしても飽きがきます。そんなとき、夫はこんな食べ方もしていました。それぞれのレシピを参考にしてみてください。

トマトの美味しさが存分に味わえる

こく旨トマト汁

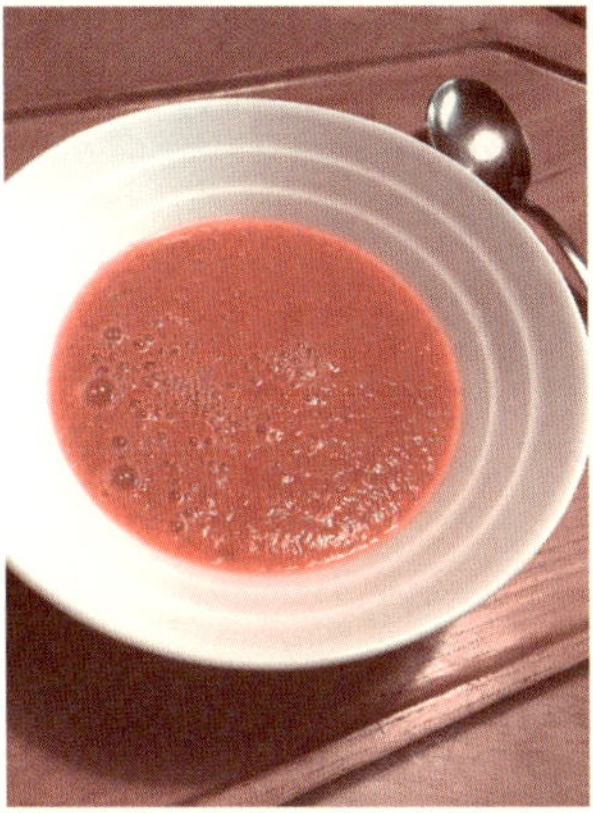

材料（4人分）

- トマト —— 4個（500g）
- トマトジュース（無塩のもの） —— 200cc
- ニンニク —— 1片
- てんさい糖（オリゴ糖）—— 小さじ1
- レモン果汁 —— 少々
- 塩 —— 小さじ½
- コショウ —— 少々
- 水と牛乳 —— 各適量

作り方

1 小鍋に、水（少量）と牛乳（少量）を1対1の割合で入れ、皮をむいたニンニク1片を入れて加熱。すぐに沸騰するので、その時点で取り出し、液は捨てる。再び水と牛乳を1対1で注ぎ……これを3回繰り返す。この下処理をすると、ニンニクはホクホクになり、独特の臭みが抜けてうま味だけが増す。

※1片だけやるのが面倒なら、時間のあるときに多めのニンニクで行い、粗熱がとれたら保存袋に入れて冷蔵庫にキープしておけば、いつでも使えて便利。

2 ミキサーで、すべての材料を攪拌。出来上がり。

材料は、カボチャとタマネギ！

カボチャスープ

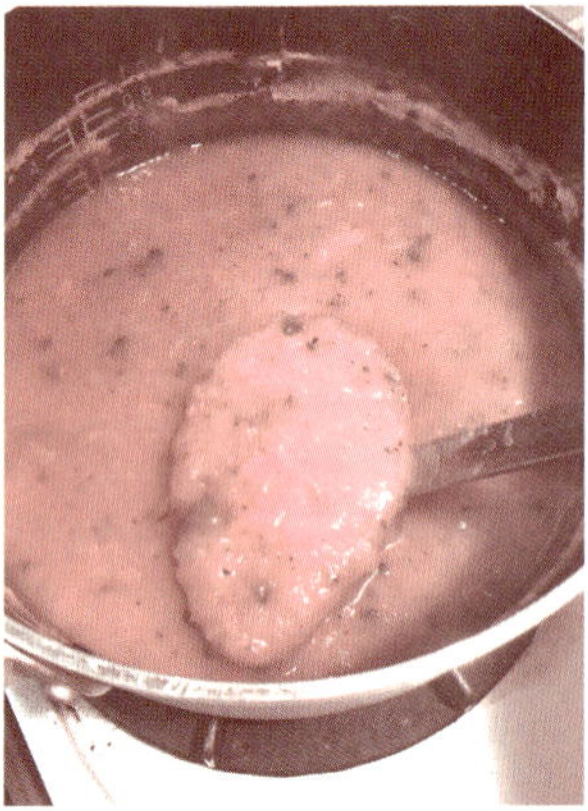

材料（4人分）

- カボチャ —— ¼個（400g）
- タマネギ（中）—— 1～1・½個（200～250g）
- 天然塩 —— ひとつまみ
- 万能うま味調味料（P114参照）—— 少々
- 水 —— 600cc
- エクストラバージンオリーブオイルまたは米油 —— 適量

作り方

1 薄切りにしたタマネギを、エクストラバージンオリーブオイルまたは米油で、焦がさないようにしながら弱火で炒める。

2 ①に水を加え、乱切りにしたカボチャ（栄養摂取のため、できれば皮つきのまま）を入れ、天然塩ひとつまみと万能うま味調味料を少々加えて、煮崩れするくらいまで軟らかく煮る。

3 粗熱がとれたらミキサーに入れて攪拌する。ミキサーがない場合は、鍋の中でマッシャーでつぶす。この方法だと、よりツブツブ感が残るので、"食べるスープ"のようになる。

4 仕上げに再度③を温め、濃度と味を調えれば出来上がり（濃度を薄めるには水を足すこと）。

※「水と万能うま味調味料」の代わりに、「水だし（P116参照）」を用いてもOK。
※カボチャ以外の野菜、例えばニンジン、ジャガイモ、ハクサイ、キャベツなどでも、同じ作り方で、それぞれの味のスープができます。

タマネギと長ネギを
半量ずつ使うのが、秘訣。

カブと長ネギのスープ

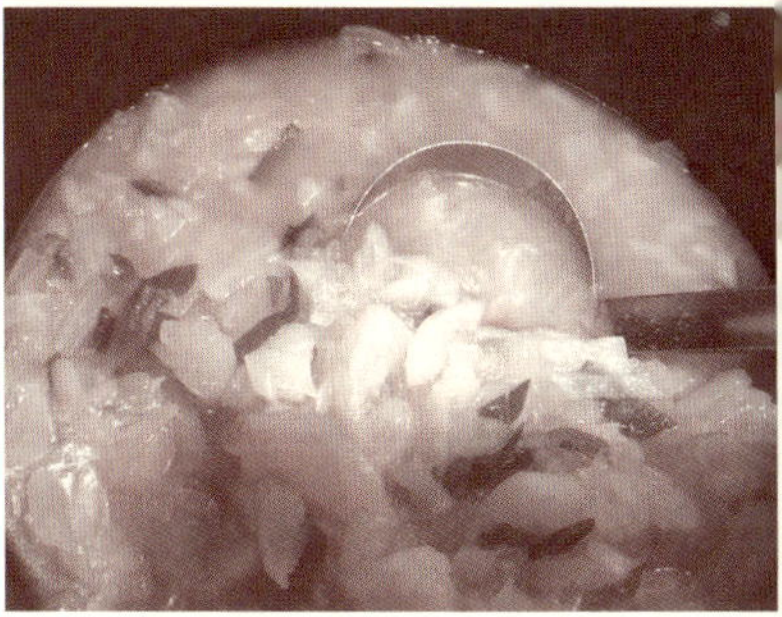

材料（4人分）

- カブ —— 4個（400g）
- タマネギ（中）—— ½個（80〜90g）
- 長ネギ —— 1本（150g）
- 天然塩 —— ひとつまみ
- 万能うま味調味料（P114参照）—— 少々
- 水 —— 600cc
- エクストラバージンオリーブオイルまたは米油 —— 適量

作り方

1 薄切りにしたタマネギと長ネギを、エクストラバージンオリーブオイルまたは米油で、焦がさないようにしながら弱火で炒める。

2 カブは、硬い箇所や汚れた部分は取り除いて、皮ごと使用。①に乱切りにしたカブと水を入れ、天然塩ひとつまみと万能うま味調味料を少々加えて、煮崩れするくらいまで軟らかく煮る。

3 粗熱がとれたらミキサーに入れて攪拌する。ミキサーがない場合は、マッシャーでつぶしても。

4 仕上げに再度③を温め、濃度と味を調えれば出来上がり（濃度を薄めるには水を足すこと）。

※淡白な味のカブも、タマネギと長ネギを合わせて使用することと、天然塩のうま味が加わることで、びっくりするほど美味しくなります。
※「水と万能うま味調味料」の代わりに、「水だし（P116参照）」を用いてもOK。

酢も味噌も野菜も一緒に摂れる

酢味噌ダレと温野菜

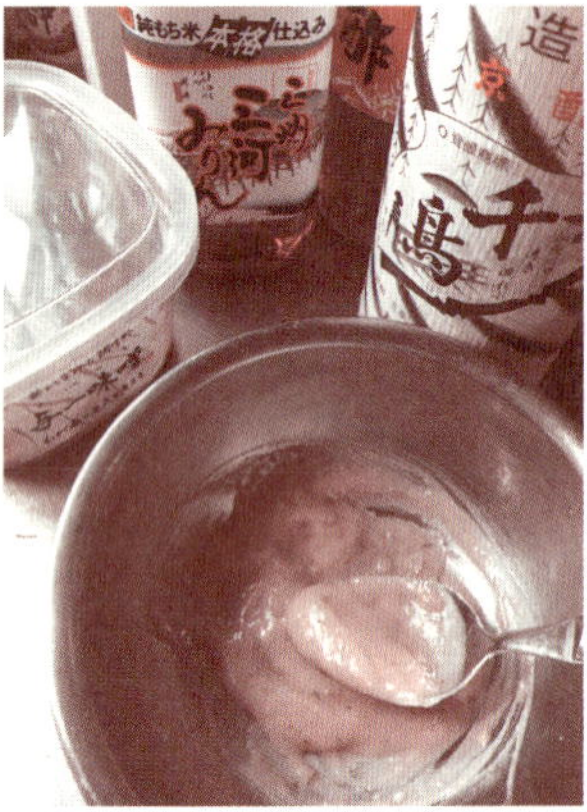

材料

- 純米酢、味噌、みりんを、2：2：1の割合で用意。
- 好みの温野菜 —— 適量

作り方

1 味噌とみりんを、よく練り合わせる。

2 純米酢を①に少しずつ加えて混ぜる（濃度も調整）。

3 温野菜に②をつけて食べる。好みで辛子やゆずの搾り汁を足しても美味。

※酢味噌ダレをより甘めにする場合、みりん1を「みりん0.5：てんさい糖0.5」に。
※温野菜以外に、蒸したりゆでた鶏むね肉などにかけて食べるのも良し。

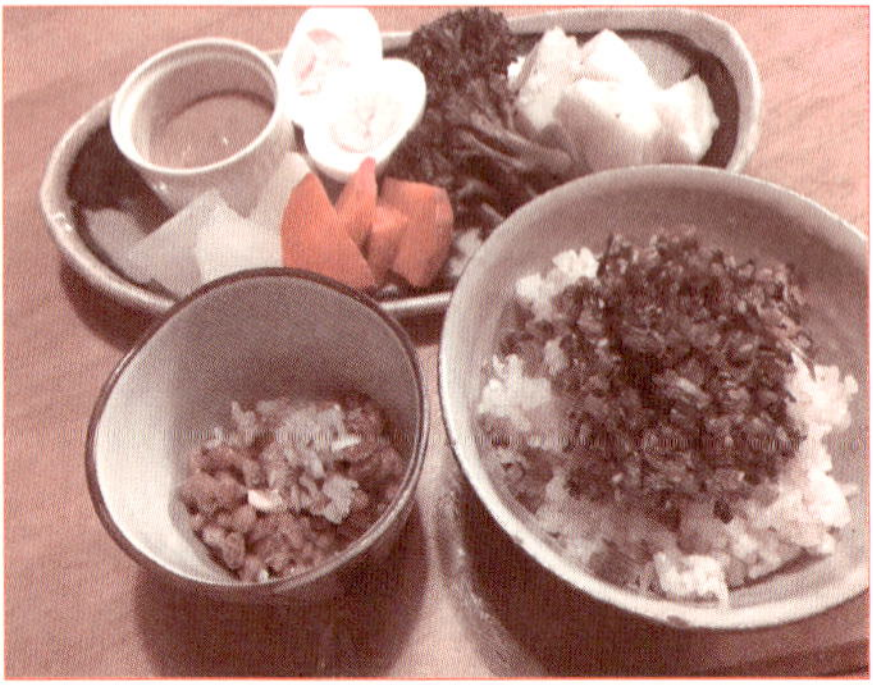

酢味噌ダレと温野菜
ニンジン、ブロッコリー、ダイコンなどの温野菜や、ゆで卵に酢味噌ダレをかけてよく食べていました。

こうすればキノコも
いっぱい食べられる

油揚げの野菜詰め

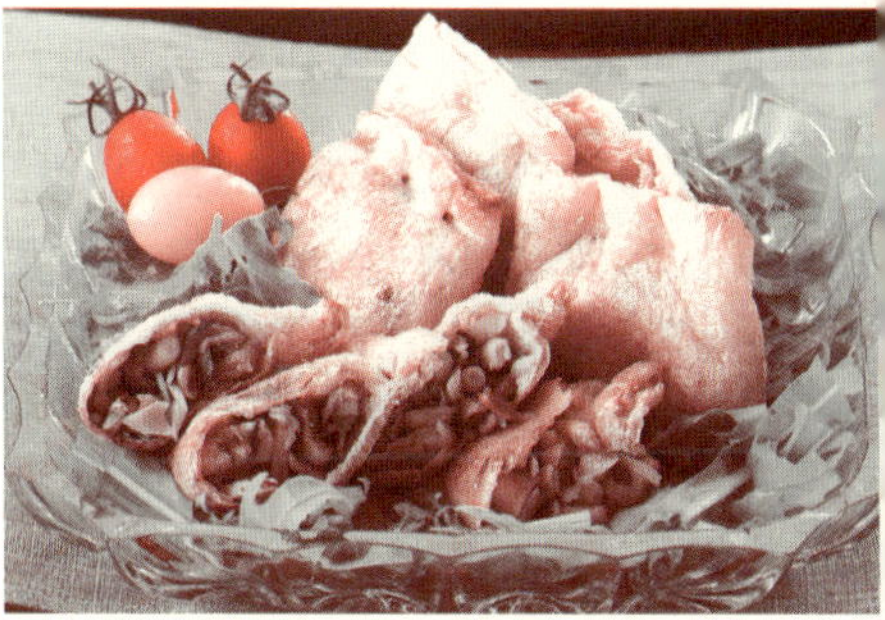

材料（4人分）

- 油揚げ —— 2枚
- マイタケ —— 100g
- シメジ —— 100g
- シイタケ —— 4枚
- 長ネギ —— 1本
- ミズナ —— 適量
- 天然塩 —— 少々
- コショウ —— 少々
- 醤油 —— 少々
- 米油 —— 適量

作り方

1 半分に切った油揚げを湯通しする。

2 刻んだキノコ類と長ネギを米油で炒め、天然塩・コショウ・醤油で味を調え、刻んだミズナと和える。

3 ②を①に詰め、つまようじで留める。

4 米油を多めに入れたフライパンで、③をこんがりと焼き上げる。

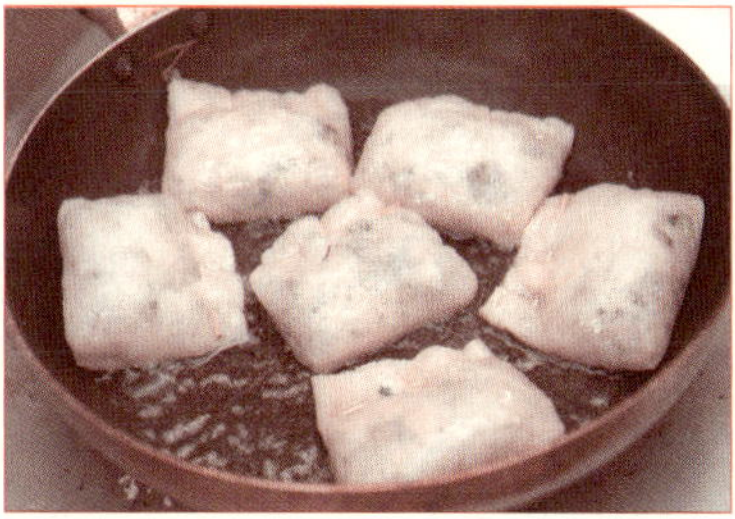

見た目ゴロゴロ、
食べ応え良し

彩り野菜のカレー風味煮

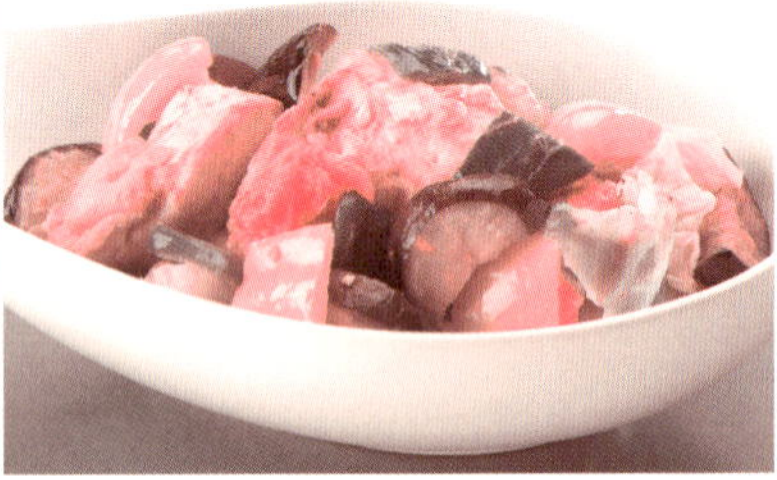

材料（4人分）

- 鶏むね肉 —— 2枚（400g）
- ピーマン —— 2個
- ナス —— 2本
- 黄パプリカ —— 1個
- トマト（中） —— 1個
- キャベツ —— ¼個（100g）
- ココナッツロング —— 8g
- カレー粉 —— 大さじ1
- 天然塩 —— 少々
- コショウ —— 少々
- エクストラバージンオリーブオイル —— 適量

作り方

1 鶏むね肉を食べやすい大きさに切り、塩・コショウをする。フライパンを熱し、エクストラバージンオリーブオイルで表面をきつね色に焼く。

2 ピーマン・ナス・黄パプリカ・トマトを大きめに切り、エクストラバージンオリーブオイルで軽く炒め合わせる。

3 鍋に①②を移して、カレー粉をまぶし、食べやすい大きさに切ったキャベツ・ココナッツロングを加えて蒸し煮する。

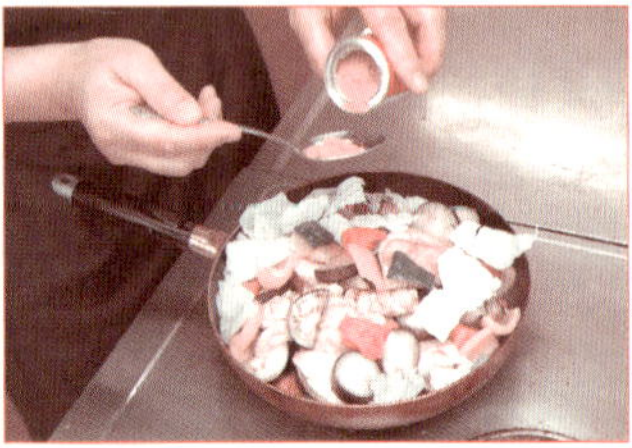

4 鶏肉が軟らかくなれば、出来上がり。

▼

美味＆健康レシピ

良質のたんぱく質を摂取

たんぱく質は、血や筋肉をはじめ元気な体をつくるもと。がんに立ち向かう活力を得るためにも積極的に摂らなければ――と、夫はレシピをいろいろ工夫していましたが、中でもお気に入りだったのは、肉で野菜を巻く方法。楽しい切り口が食欲をそそり、野菜も一石二鳥で摂取できます。

マグロのサクがあったら、
ぜひ作ってみる価値あり

手作りツナ

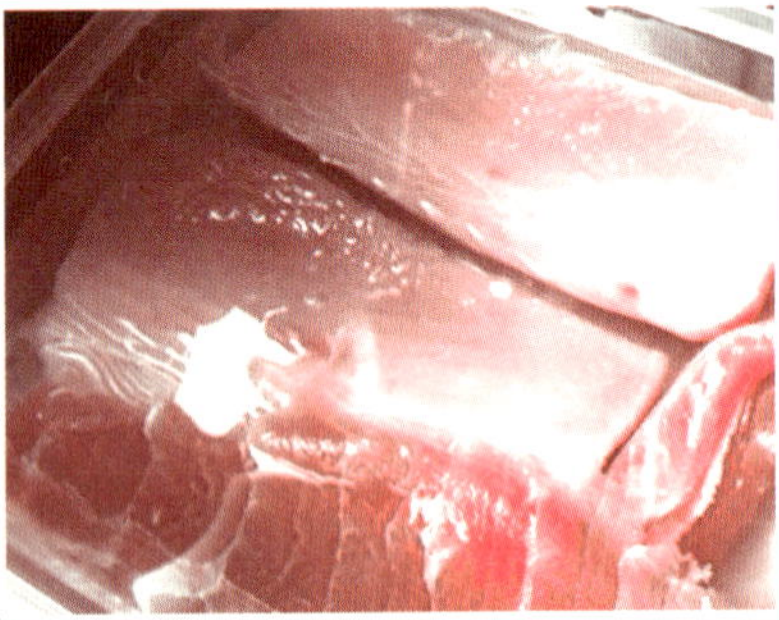

材料

- マグロ赤身(サク) —— 300g
- 天然塩 —— 3g(マグロの量の1%)
- エクストラバージンオリーブオイル —— 400cc
- ニンニク —— 1、2片
- 好みの香草(ハーブ) —— 適量(例えば、ローズマリーひと枝やローリエ1、2枚など)

作り方

1 マグロのサクの両面に天然塩をまぶし、冷蔵庫で1時間ほど寝かす。

2 冷蔵庫から出して、さっと水洗いし、水気を拭き取る。

3 フタ付きのやや深めの鍋を用意。その中にマグロを入れ(平たく置けないようならカットして2本並べる)、叩いて潰したニンニク、ハーブを加え、エクストラバージンオリーブオイルを注ぎ入れる。このとき、マグロ全体がしっかり浸かるようにするのがコツなので、浸かり切っていない場合は、オリーブオイルを足して。

4 極弱火を一定に保ちながら、③を30分ほど煮る(より軟らかなツナが食べたい場合は、1時間くらい煮る)。アクが浮いたら取り除く。

5 マグロに竹串などを刺してみて、スッと通ればOK。火を止め、自然に冷ましたら、フタをしたままオイルごと冷蔵庫へ数時間入れておけば出来上がり。

※食べやすい大きさに切って、そのまま食べても良し。またバルサミコ酢などをかけても美味しい。別の日のサラダに混ぜても。
※オイルも捨てずに、ゆでたジャガイモにかけたり、ドレッシングとしても利用できます。

大豆の中でも一番体に効く豆。
煮汁も飲み干したい！

やみつき黒豆

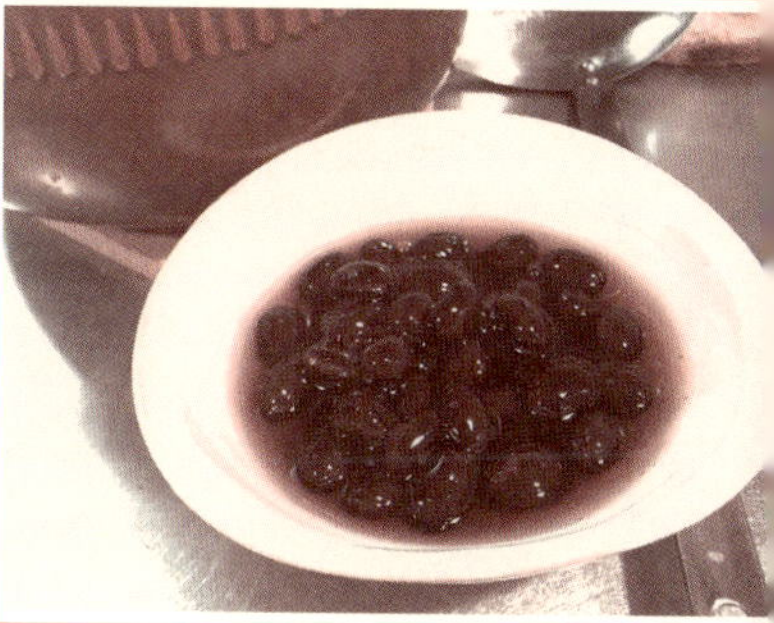

材料

- 黒豆 —— 200g

【煮汁】

- 水 —— 1200cc
- てんさい糖（オリゴ糖） —— 130g
- 本みりん —— 30〜50cc
- 醤油 —— 40cc
- 天然塩 —— 8g
- 重曹 —— 1g

作り方

1 黒豆は、さっと水洗いしておく。

2 煮汁の材料をすべて混ぜ、沸騰させる。

3 火を止め、熱い煮汁の中に豆を入れ、軟らかくなるまでひと晩おく。冷めた煮汁に豆を入れて戻すのはＮＧ。煮汁が熱いときに入れるのがコツ。

4 ③のアクを取り、落としブタをして弱火で煮る。煮汁が少なくなったら熱湯を足す（水はＮＧ）。

5 煮汁は、少しかぶるくらいのヒタヒタになるまで煮詰める。豆が好みの硬さになったところでストップ（※夫は、指でつまんで、ぽろっと潰れるくらいが好きでした）。

6 ひと晩（7、8時間）おいて、味をなじませる。出来上がり。

※「豆の煮汁」は必ず飲むこと。大豆イソフラボンなど、豆の栄養がそのまま汁の中に含まれています。夫はこの煮汁が大好きでした。

ローストすると、
豚の美味しさが倍増する

ロースト豚のミョウガ巻き

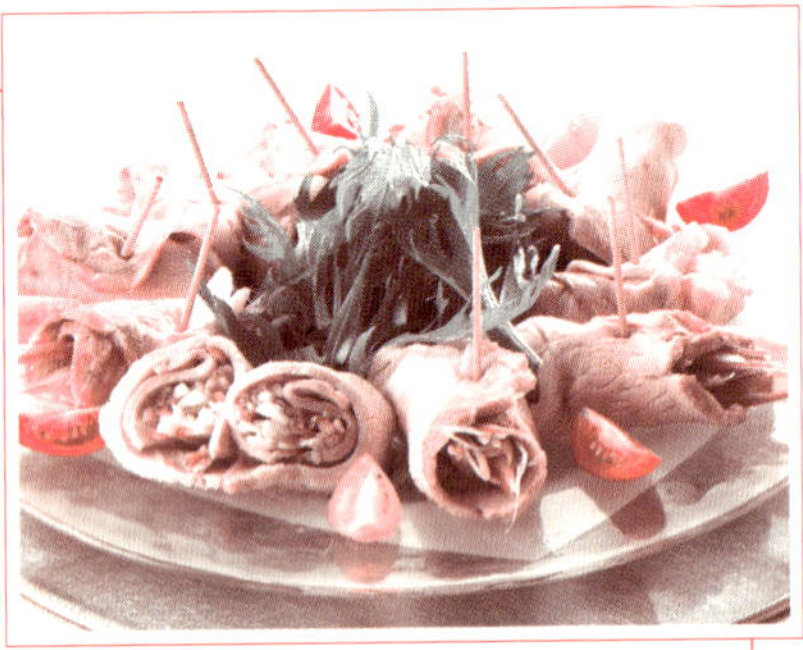

材料（4人分）

- 豚ロース肉（ブロック） ―― 500g
- ミョウガ ―― 5個
- サラダ菜（ミズナでも可） ―― 3枚
- プチトマト ―― お好みで
- 天然塩 ―― 適量
- コショウ ―― 適量

作り方

1 豚ロース肉にしっかりと塩・コショウし、180℃のオーブンで30分間ローストする。竹串などを刺して肉汁が白っぽくなっていればOK。

2 ①をアルミホイルに包み、余熱を逃がさないよう30分程度キープ。

3 ミョウガは細切りに。冷水にさっとさらして水気を切り、軽く塩を振る。

4 ②のローストポークを薄くスライスし、1枚ずつ③のミョウガを中心に置いてロール巻きを作っていく。巻き終わりはつまようじで留める。

5 サラダ菜、プチトマトをあしらって、④を皿に盛れば出来上がり。

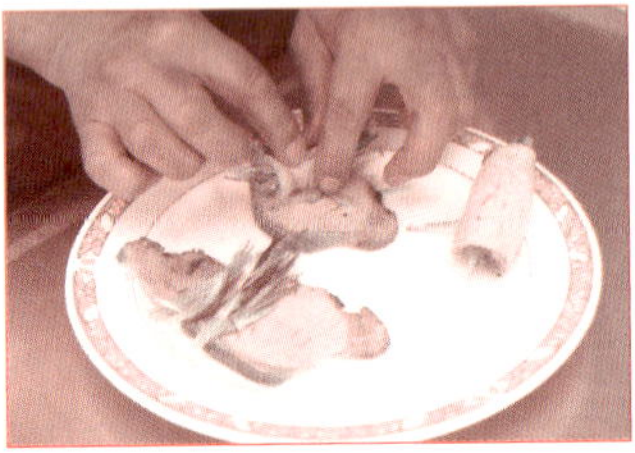

巻くことで鶏のうま味が
アスパラに染みる

鶏もも肉の照り焼き・アスパラ巻き

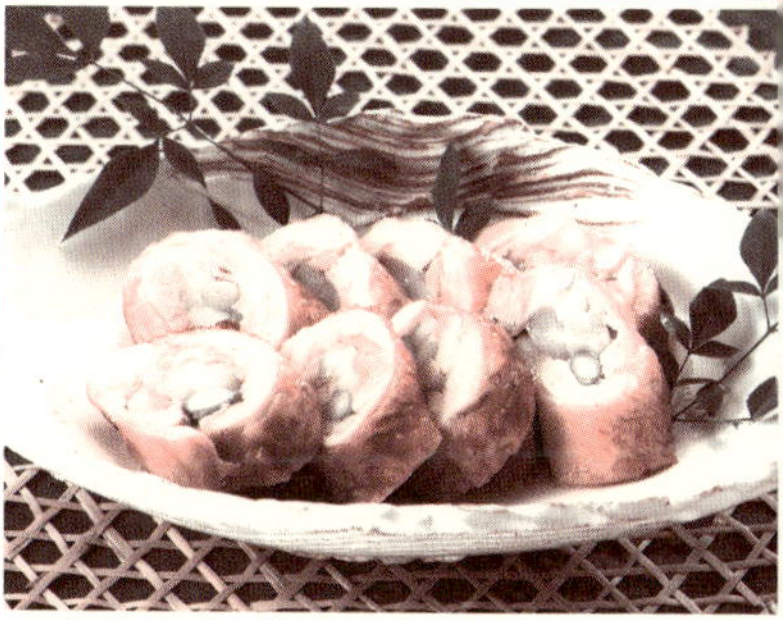

材料（4人分）

- 鶏もも肉 ―― 2枚（500g） ※鶏むね肉でも可
- アスパラガス ―― 6本
- 天然塩 ―― 少々
- コショウ ―― 少々
- 醤油 ―― 100cc
- 本みりん ―― 50cc
- 焼酎 ―― 50cc
- てんさい糖（オリゴ糖） ―― 50g
- 米油 ―― 適量

作り方

1 醤油、本みりん、焼酎、てんさい糖を鍋に入れて煮詰め、照り焼き用のタレを作る。

2 鶏もも肉に切れ目を入れて平らに開き、塩・コショウを振る。

3 アスパラガスは皮をむいてから、軽くゆでておく。

4 鶏もも肉1枚につき3本ずつ、③のアスパラガスを芯にして巻く。

5 フライパンに米油を薄く敷き、④に①をかけながら、じっくり焼く。焼き上がったら、1本あたり4、5等分して皿に盛る。

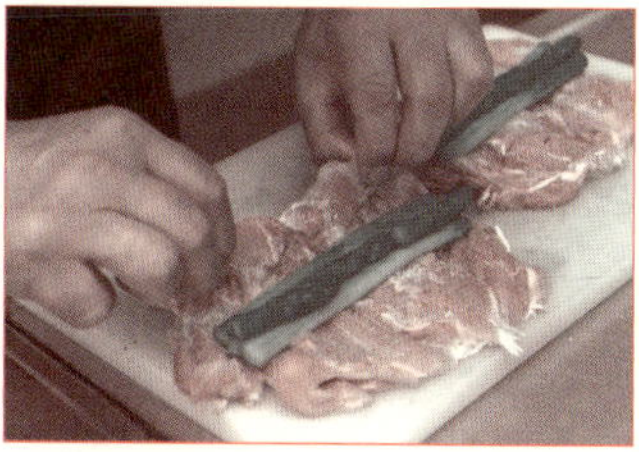

わさびには細胞の
劣化を防ぐ働きが

鶏ささ身・わさび挟み焼き

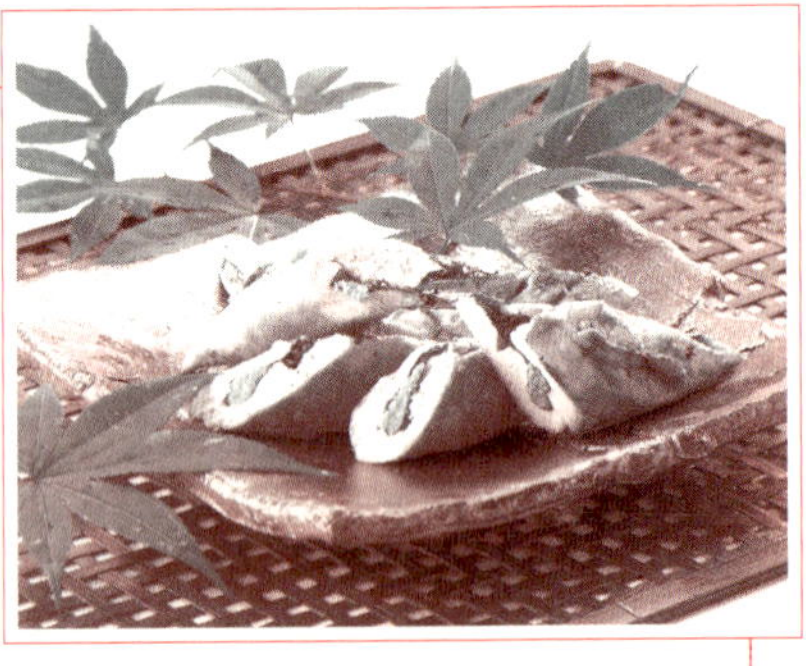

材料（4人分）

- 鶏ささ身 —— 4本
- 生わさび —— 1本
- 天然塩 —— 少々
- 大葉 —— 4枚

作り方

1 ささ身の大きな筋を取り除き、包丁で切れ目を入れて平らに開く。

2 大葉を①で挟み込み、その中に、生わさびをたっぷり入れる。

3 ②の両面に塩を振り、網で網目をつけながら（網がなければフライパンに軽く油を敷いて）焼き上げる。そのままでおつな味わい。

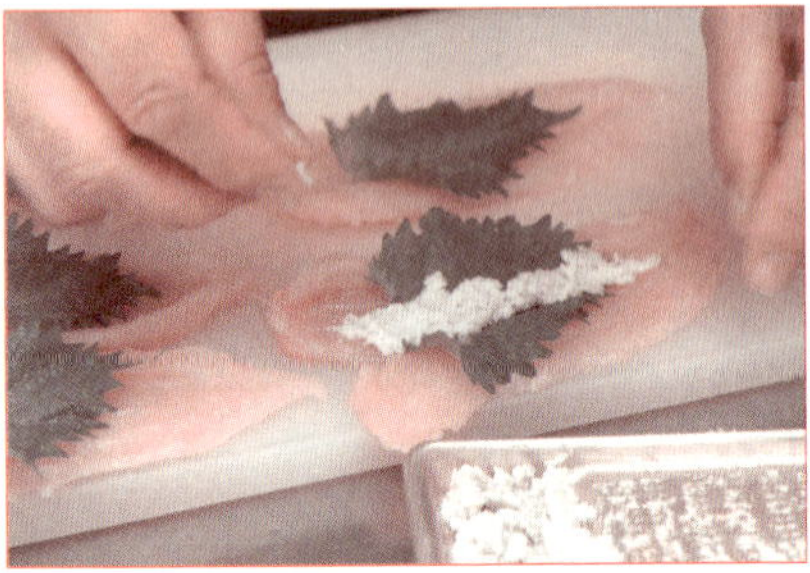

ニク食べました、
という充実感！

牛タタキ

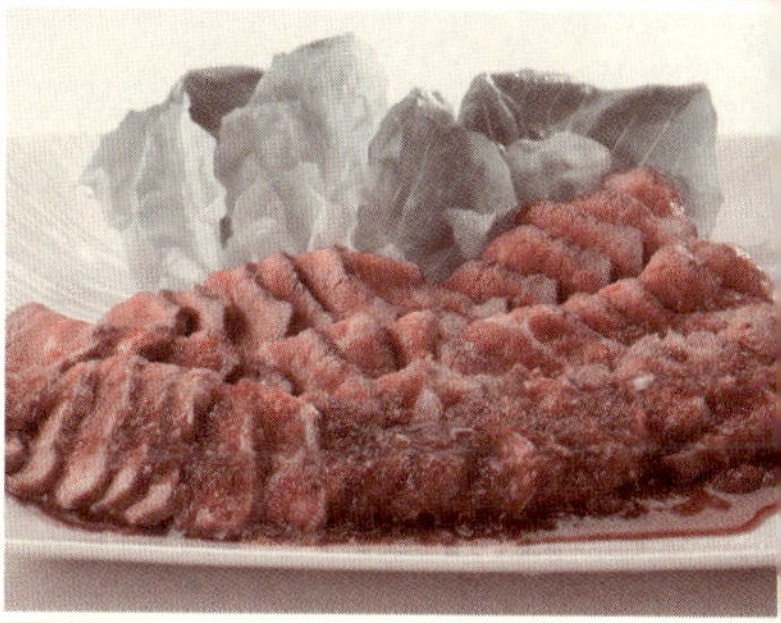

材料（4人分）

- 牛もも肉 ―― サク切り２本（400ｇ）
- タマネギ ―― ¼個
- サラダ菜 ―― ４枚
- 天然塩 ―― 少々
- コショウ ―― 少々
- エクストラバージンオリーブオイル ―― 少々
- 醤油 ―― 50cc
- 生姜 ―― 少々
- すだち ―― ½個

作り方

1 熱したフライパンに、エクストラバージンオリーブオイルを入れ、サク切り牛肉の表面全体を焼いて（焼きすぎに注意）、冷水にとる。

2 ①が冷めたら、キッチンペーパーで水気を拭き取り、薄く切り分ける。

3 タマネギ、生姜をすりおろして、醤油・搾ったすだち・塩・コショウと混ぜ合わせてタレを作る。

4 ②とサラダ菜を皿に盛り、③を上からかければ出来上がり。

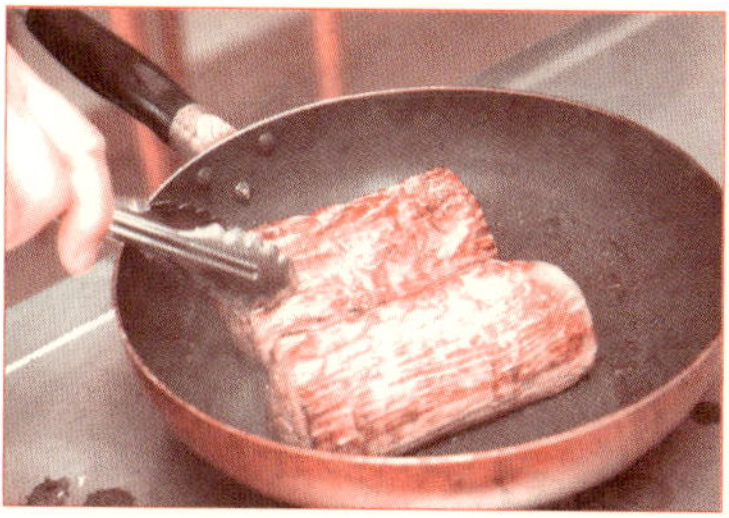

▼

美味＆健康レシピ

植物性乳酸菌・発酵食品をたっぷり

乳酸菌、酵母菌……自然の発酵パワーと昔の人の知恵に感謝。

菌による食材の分解が消化を助けてくれて、ビタミンやミネラルなどをはじめ、体に効く栄養分がぐんぐん吸収されていきます。

酵素が引き出す甘味とうま味。
ほかの食材にも応用を

切り身魚の塩麹漬け

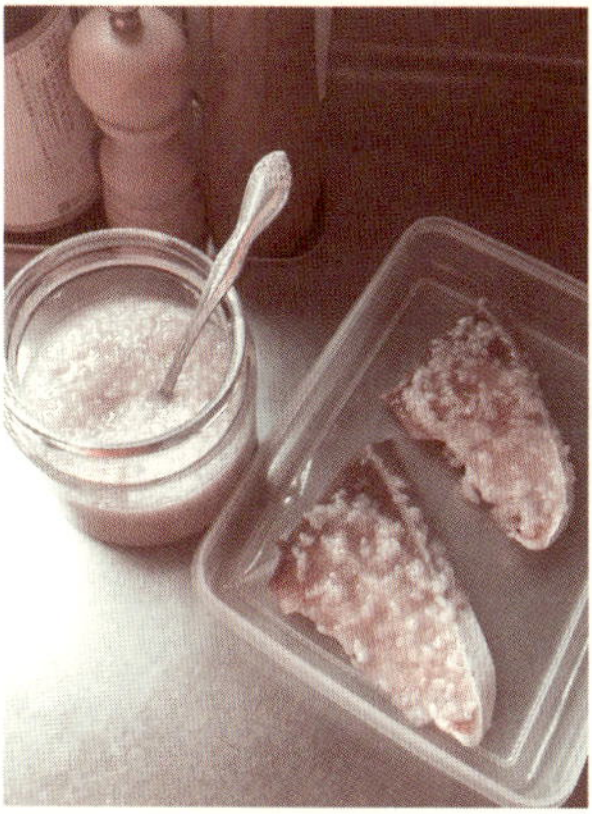

材料

- 米麹(生)―― 適量
- 天然塩 ―― 米麹の約3割量
- 水 ―― 米麹100gに対して100〜125ccの割合で準備(200gなら、200〜250cc)

※乾燥麹の場合は、ヒタヒタになるくらいの水に約20分浸けおき、戻してから使うこと。

作り方

1 ボウルに米麹を入れる。両手で米麹を少しずつすくい取り、手のひら同士をすり合わせるようにして、もみほぐしていく。

2 塩を加え、米麹がしっとりまとまってくるまで、さらにもむ。試しに〝おにぎり〟を作ってみて、形が崩れない程度になったところでストップ。

3 次に水を加える。ヘラやスプーンを使って全体が均一になるようかき混ぜる。

4 ③の状態になったボウルにラップをかけ、常温で約1週間おく。ただし、1日1回は中身をかき混ぜること(空気に触れさせるため)。

5 1週間ほどしたら「塩麹」の完成。フタ付き容器に移して冷蔵庫へ。おおよそ半年は持つ。

6 サバやブリなど、好みの魚の切り身に⑤を塗り、焼き魚に。塩麹の使用分量は、材料100gに対して10g(材料の1割程度)が目安です。魚以外に鶏ささ身などでもOK。

多めに作っておいて、
各種料理にも活用

ザワークラウト

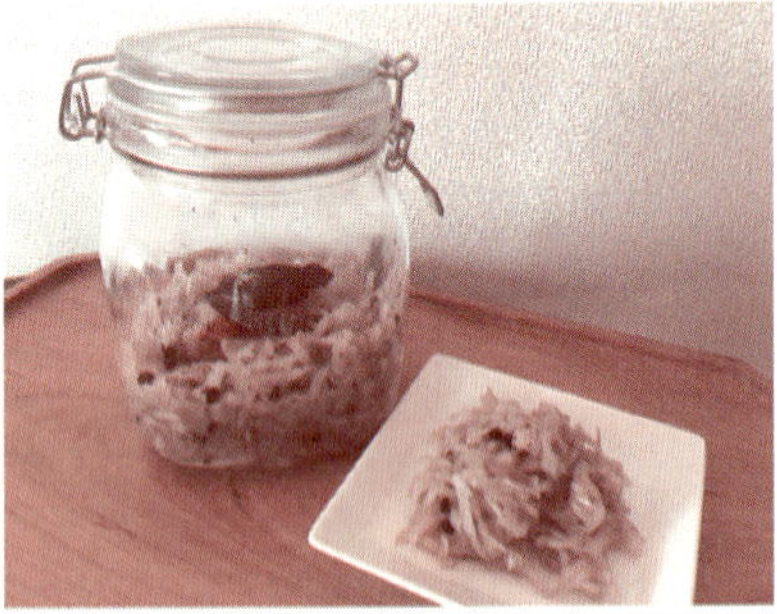

材料

- キャベツ —— 適量
- 天然塩 —— キャベツの量の2％（キャベツが1kgなら20g）
- キャベツの葉（"フタ"として使用） —— 1枚
- ローリエ、粒コショウ、（あれば）キャラウェイシード —— 各適量
- 好みでスライスニンニクや鷹の爪など —— 各適量

作り方

1 キャベツは外側の葉を2、3枚はずし、きれいな内側の玉を千切りにする。乳酸菌が流れるのを防ぐため、キャベツは洗わないで使用。

2 大きめのボウルに、①と天然塩、そのほかの材料を入れ、よく混ぜ合わせる。

3 ②の最上部に、キャベツの葉をフタのようにしてピッタリかぶせて覆う（空気にできるだけ触れないように。ラップでも可）。その上から重しをする。

4 常温で5日ほどおくと、水が上がってきて色も変わり酸味が出てくる（乳酸発酵の証拠）。そういう状態になったら、清潔なフタ付き保存用ビンなどに移し入れ、冷蔵庫へ。作り始めから1週間くらいしたら食べられる。

発酵が進むほど酸っぱさが増しますが、冷蔵庫で数か月は持ちます。冷凍も可能です。

ザワークラウトを作っておくと、余計な味付け要らずで、そのまま いろいろな料理に活用できて、我が家では大変重宝しました。例えば、次のような一品ができるのです。

チャーハン風に

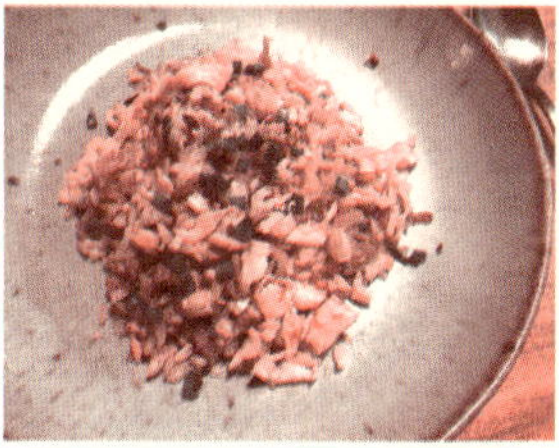

シンプルな味付けでとても美味しい。

余った玄米ご飯とザワークラウトを炒め合わせてチャーハン風に。フライパンでごま油を熱し、溶いた卵を入れ、玄米ご飯を投入。ザワークラウトと万能ネギ、刻んだ醤油漬けのニンニクを加えて更に炒める。仕上げに、ニンニクを漬けていた醤油を回し入れ、味を調えて出来上がり。

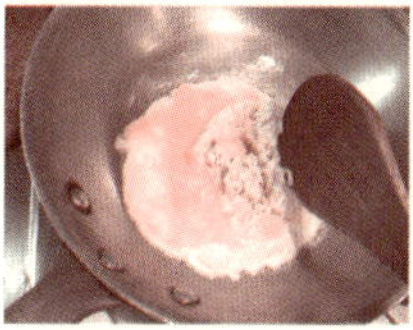

玄米ご飯を卵でコーティングするように炒める。

酸っぱいポトフに

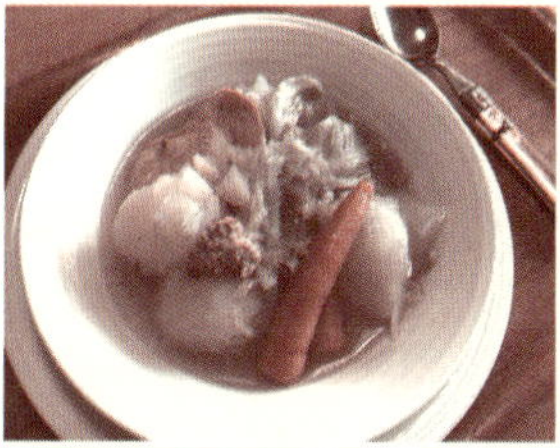

〝酸っぱいポトフ〟はクセになる美味しさ。

食べやすく切ったタマネギ、ニンジン、ジャガイモ、鶏むね肉などを、エクストラバージンオリーブオイルで軽く炒めたものに、水だし（または水＋万能うま味調味料）とザワークラウトを加えて煮るだけで〝酸っぱいポトフ〟に。これは時短で美味と言うことなし。とくにオススメです。

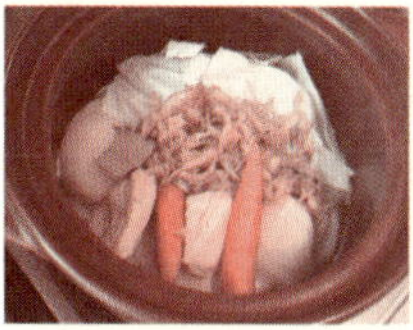

塩気と酸味はザワークラウトの量で調整する。

植物性乳酸菌がふつうのキムチの
数倍、数百倍と増殖していく

水キムチ

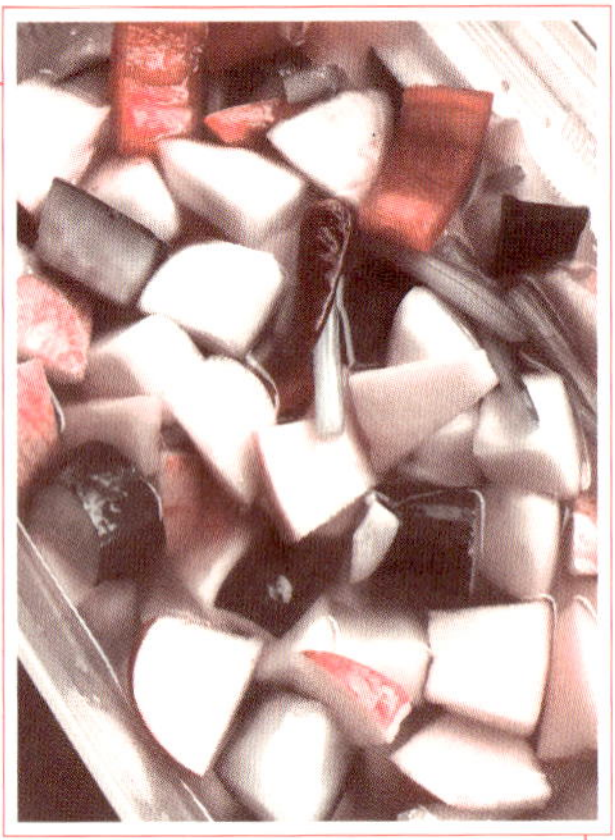

材料

- 野菜(キュウリ、ダイコン、カブ、ハクサイ、パプリカなど。食べやすい大きさにカット) ―― 500g
- 天然塩 ―― 小さじ2
- りんご ―― ¼個

※野菜の常在乳酸菌は皮に存在するので、皮はむかずに使う。野菜もりんごも無農薬のものを。

漬け汁

- 水 ―― 360cc(一度沸かして冷ましておく)
- 玄米粉(我が家はリブレフラワー使用) ―― 小さじ1
- てんさい糖 ―― 小さじ1
- 天然塩 ―― 小さじ2
- 生姜(薄くスライス。我が家は乾燥生姜〈P158参照〉を使用) ―― 3、4枚
- 唐辛子(種を抜く) ―― 1本
- ニンニク(お好みで。無くても可) ―― 1片(スライス)

作り方

1 野菜は食べやすい大きさに切り、大きめのボウルなどに入れ塩をまぶして30分ほどおき、水分を出す。

2 タッパーやビンなどの密閉容器に漬け汁の材料をすべて入れ、よく混ぜる。

3 ①の野菜から出た水分を捨て、キッチンペーパーで軽く水気を拭き取る。イチョウ切りにしたりんごを加えて混ぜる。

4 ②の漬け汁の中に③を入れ、なじませる。そのまま常温で発酵させる。夏場なら1〜1日半、冬場なら3日ほどで表面に細かな気泡ができ、酸っぱい匂いがしてきたら、冷蔵庫に入れ保存する。

※細かい気泡が、発酵の合図。室温や条件によって発酵する日数が違うので、必ず「匂い」と「気泡」を確認してから冷蔵庫に入れること。
※乳酸菌は糖分を餌にして増えるため、てんさい糖や玄米粉の分量を減らさないこと。
※日にちが経つと酸味が増す。りんごはすぐに変色してしまうが、食べても問題ない。

ビタミン、ミネラル、酵素などの宝庫

ぬか漬け（ぬか床の作り方）

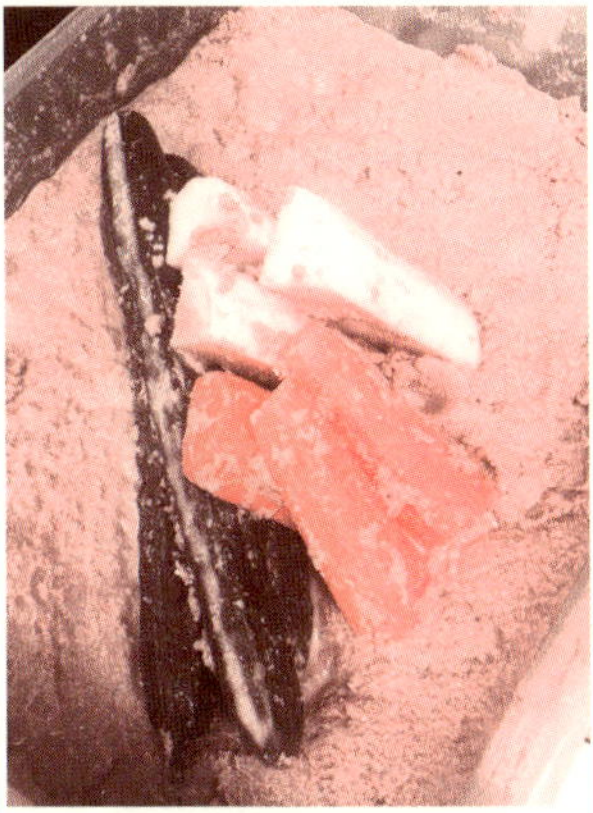

材料

- 生ぬか —— 1kg
- 水 —— 1000cc
- 天然塩 —— 130g（ぬかの量の13%）
- 昆布（羅臼、利尻など）5cm角 —— 4、5枚
- 鷹の爪（タネ抜き）—— 2本
- 捨て野菜（キャベツの外葉、芯、ニンジンやダイコンのくず）—— 適量

※容器は、深めでフタができるものを用意。

作り方

1 水に塩を入れて沸かし、冷ましておく。

2 ぬかに①の8割ほどを入れて、よく混ぜ、味噌ぐらいの硬さにする。残りの塩水で調整を。

3 捨て野菜を入れ、表面を平らにし、昆布と鷹の爪を差し込む。空気が入らないようにしっかり押し付ける。

4 捨て野菜を漬けるときは、朝、夕、かき混ぜる。

5 捨て野菜は、3、4日で取り替え、その都度、容器の中でよく絞り、絞り汁とぬか床を混ぜる。

6 2回の捨て漬けの後、本漬けに。本漬け野菜は、よく洗い、軽く塩もみしてから漬ける。

7 毎日1回、かき混ぜる。常在菌が必要なので「素手」で行うこと。

血液サラサラ、抗酸化、
抗がん作用など、パワーは絶大

ニンニクの酢漬け・醤油漬け

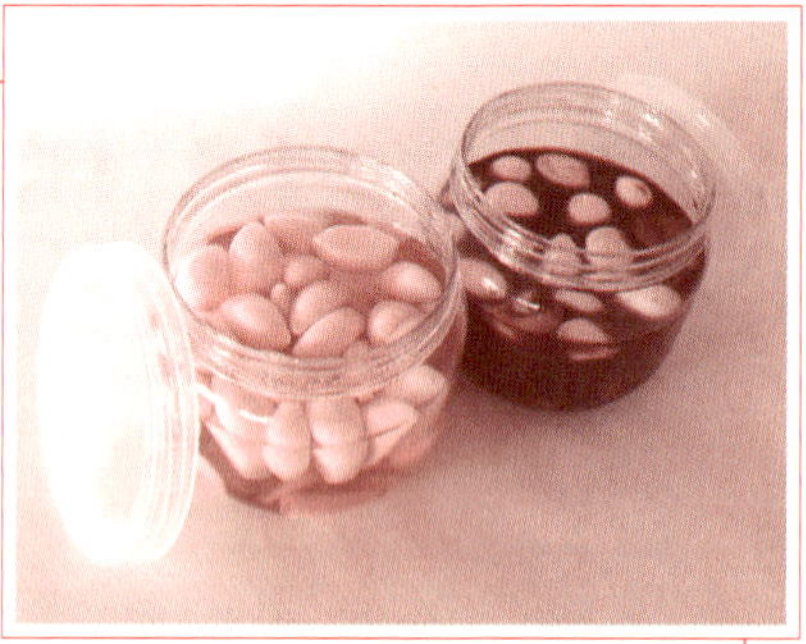

材料

- ニンニク（薄皮をむき、底の硬い部分を取る）
- 酢（穀物酢、米酢など）
- 醤油

作り方

酢漬け

1 密閉容器（ビンなど）にニンニクを入れ、ニンニク全体がヒタヒタになるくらいまで酢を注ぎ入れる。

2 10〜14日で、出来上がり。

醤油漬け

1 密閉容器（ビンなど）にニンニクを入れ、ニンニク全体がヒタヒタになるくらいまで醤油を注ぎ入れる。

2 10〜14日で、出来上がり。

※長くおけば味がマイルドになる。半年〜1年くらい保存可能。
※香りのついた酢や醤油は調味料として使えます。また、漬けたニンニクを刻んだり、すりおろしたりして、さまざまな料理にも活用できる。味に深みが増して美味しい。

美味＆健康レシピ

夫の体を支えた飲み物

「細胞が喜ぶかどうか」。それが夫の食養法の基準でした。細胞が喜んでくれるような食事でさえあれば、体はきっと悪いほうへは向かわないはずだ、と。

そのモノサシで選んだ飲み物も、夫の命の援軍になっていたと思います。

体を芯から温めてくれる

生姜茶

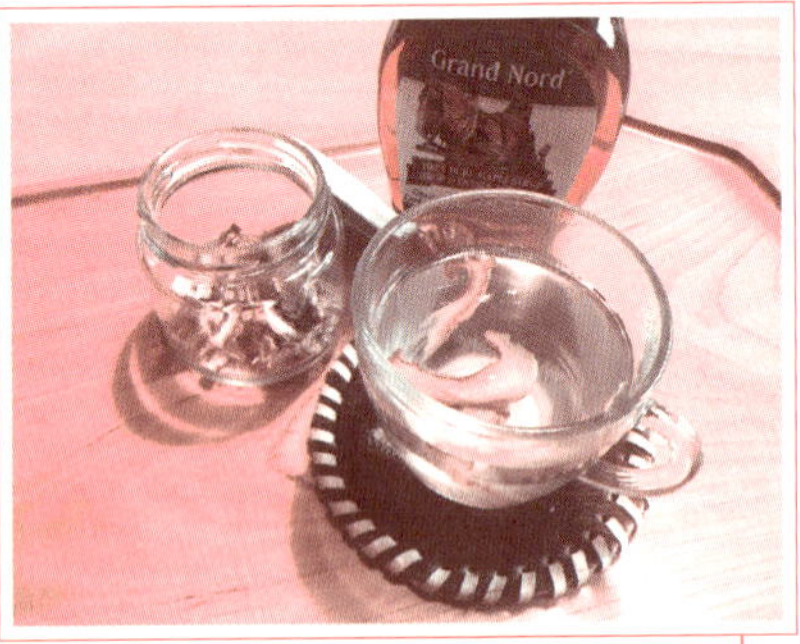

材料

- 生姜（乾燥させたもの）——2、3片
- 白湯——200〜250cc
- メープルシロップ——少量

作り方

1 乾燥生姜はほかの料理にも使えるので、たくさん作っておくと便利。

【乾燥生姜の作り方】

よく洗った生姜を、皮つきのままスライス。ザルなどに並べ、日当たりの良い場所で天日干しを。だいたい5日ほど経つと水分が抜けてくる。カラカラになったら、密閉容器で保存する。

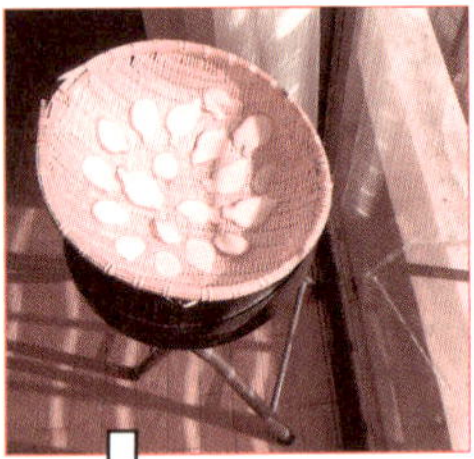

⇩

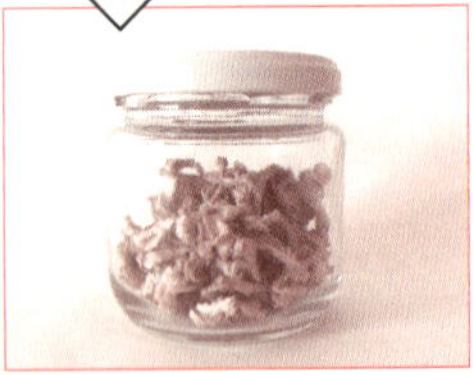

2 マグカップに①を2、3片入れ、白湯を注ぐ。好みでメープルシロップを少し加えると飲みやすい。

※夫は朝、白湯の代わりに飲むこともありました。乾燥生姜はけっこう味が出るので、一杯で捨てるのはもったいない。もう一回白湯を注いで私も飲んだりしました。
お湯のほか、カフェインの少ない「ほうじ茶」に入れて飲むことも。

香ばしい一杯が、心も癒してくれる

玄米茶

材料

- 玄米 ―― 適量

作り方

1 フライパンで、玄米をきつね色になるまで乾煎《からい》りする。

2 沸騰した湯（玄米1合につき8合〈1440cc〉）の中に①を入れて5分間煮出したら、火を止め、ザルなどで濾す（一番茶）。

3 二番茶は、同量の水で5分間煎じる。

4 ②と③を合わせて飲む。

※必ず無農薬玄米で作ること。農薬のリスクがあるものだと、農薬も濃縮されて飲んでしまうことになるので。

メープルシロップを入れたら、ごくごく飲める

ドリンク酢

材料

- 酢（穀物酢、またはリンゴ酢）
- 水
- メープルシロップ

作り方

1 コップ1杯あたり、20ccの酢を入れ、水を注ぐ。メープルシロップで少し甘味を加えると飲みやすい。

※水の代わりに炭酸水と混ぜても美味しい。

大豆の栄養をたっぷりいただく

きなこ豆乳

材料（コップ1杯分）

- きなこ――大さじ2
- 豆乳――200cc
- 好みでメープルシロップ――適量

作り方

1 すべての材料を混ぜ合わせる。ミキサーで作るとさらになめらかです。

※冬は小鍋で温めて、シナモンを振り入れて飲むことも。

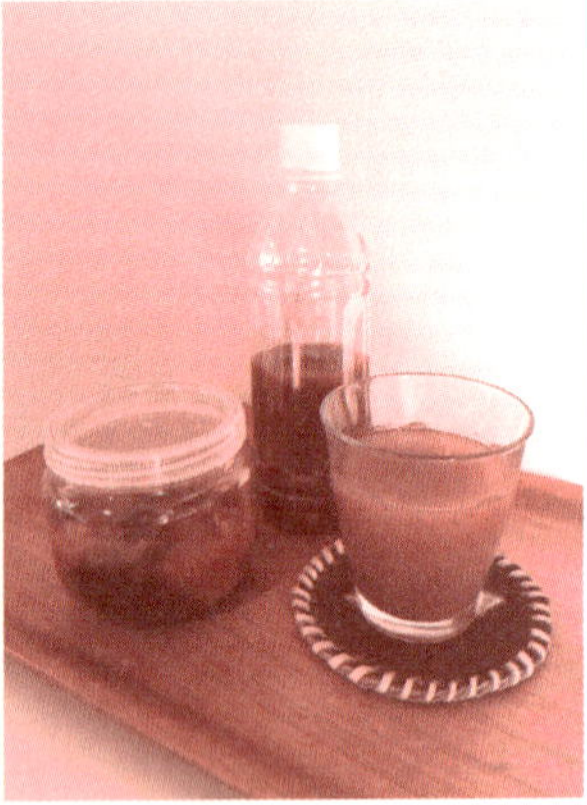

脂肪を燃やし血糖値も下げてくれる
梅干しの力

梅ペースト ジュース

材料

- 梅干し（天然塩で漬けたもの）――適量

作り方

1 梅干しの種を取り、たたいてペースト状にする。

2 ①を空きボトルなどの容器に集めて保存。

3 コップ1杯あたり、②を大さじ1入れ、水（あるいは白湯）を注いで、よくかき混ぜて飲む。炭酸水と混ぜてもOK。

※クエン酸水を飲む代わりに、これを飲むこともありました。

栄養豊富で老化も防ぐ、
優れた抗酸化ドリンク

アーモンド乳

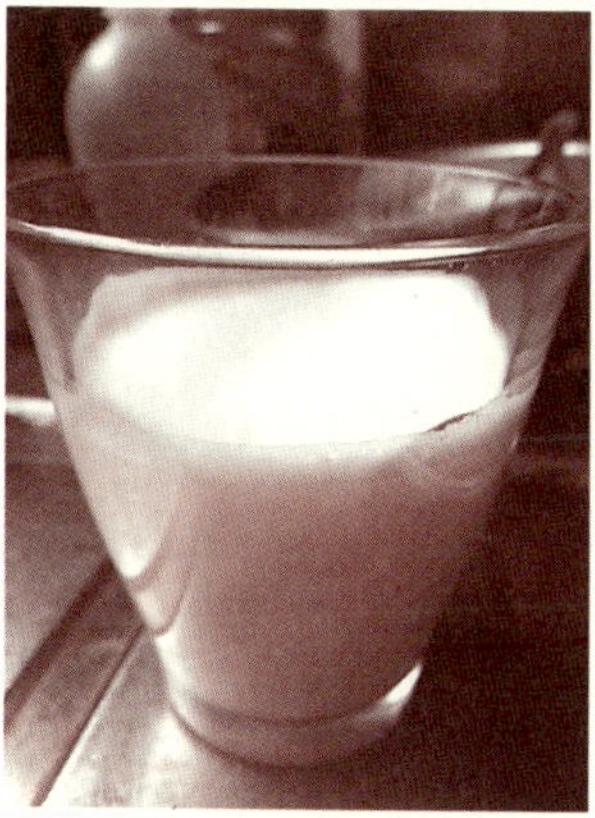

材料（コップ1杯分）

- アーモンド
（生、スイート、薄皮つき）―― 30粒
- 玄米パウダー（市販品）
―― 30〜40g
- 水 ―― 400cc

作り方

1 生アーモンドを8〜10時間、たっぷりの水（分量外）に浸けておく。夜寝る前に浸けておいてもいい。

※生アーモンドには、外敵から身を守るための酵素制御物質というものがあり、消化の妨げにもなるため、あらかじめ水に浸して溶かし出しておくことが必要。浸けていた水は捨てる。

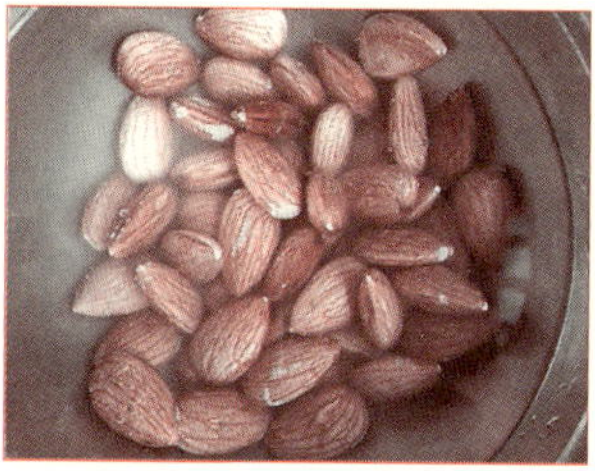

2 ①の過程を経た生アーモンドの皮をむく。つるんとむけるので簡単。

3 ②の生アーモンドと水を、フードプロセッサーにかけて砕き、目の細かいザルで濾す（または、布などで搾る）。

4 濾した③を、玄米パウダーとよく混ぜ合わせたら、出来上がり。

※生アーモンドの搾りカスは、乾煎りして（オーブントースターでも可）水分を飛ばしておくと、サラダのトッピングなどにもなります。

おわりに

料理することが好きでたまらない夫でした。

私と何気なくおしゃべりしていたかと思うと、急に台所へ行って、ボウルで調味料をシャカシャカ混ぜ始めたりすることも。会話の中で何かのヒントがひらめいたらしいのです。

夜遅くまでノートに料理のアイデアなどを書きつけていることもたびたびありました。「もう寝たほうがいいんじゃない？」と、私が声をかけると、「新しい味になりそうな組み合わせを思いついたんだよ」と、夫からは不服そうな返事。しかし、体の回復を目指すには何よりも睡眠が大事ですから、私もそう簡単に引き下がるわけにはいきませんでした。

料理だけに限らず何事においても、知恵を巡らし、アイデアをたぐり寄せ、工夫を重ねる……それは、夫が得意とするところでしたが、〝他人の力を恃《たの》まず、自分のことは自分自身で〟という強い意思を胸に持っていたがゆえだと私には思えるのです。

今回改めて、夫が末期がんと闘ってきた命の道を辿ってみて、己の人生を決して他人任せにはしないとするそのポリシー通り、いかに夫が頭をフル回転させ、持てる能力を総動員して、自らの難局に立ち向かおうとしていたかが、よくわかります。

病の愚痴を、夫は一度も私にこぼしたことはありませんでした。

浮かんでくるのは、それがダメならこうしよう。そうだ、あれを試してみよう。あだこうだと懸命にやっていた夫の姿ばかり。

もしかしたら、がんに負けないための最善の策を模索し、考えに考え続けていたそのことこそが、いわば夫の〝生き甲斐《がい》〟となり、夫の命を支えていたのかもしれないと思ってしまうほどです。

本書は、「何がなんでも生き抜く」と決めて突き進んだ、そんな夫のパワーがいっぱい込められた書でもあります。

夫が辿り着いた食事術とともに、自分の命は自分で守るというその強い姿勢も、ぜひ受け取っていただけたら幸いです。

いつだったか、夫がふと「絵画や音楽などはずっと残るのに、料理はどんなに手をかけて美味しいものを作っても、食べられれば消えてしまう。料理人っていう職業はつまらないな」と、少し笑いながらつぶやいたことを思い出します。

末期がんになって、はからずも、その対処のための料理術を生きているうちに著すことになりましたが、夫の知恵とパワーがお役に立つのなら、読者の皆さまの中に、夫が試みたことは、いつまでも消えずにきっと残るはず。私は夫にそう伝えたい気持ちです。

そして、その夫の頑張りを継いで、一人でも多くの方が、夫が生きた年月をさらにより長く超えてくださいますようにと、心から願ってやみません。

神尾真木子

〝奇跡のシェフ〟と呼ばれた夫の言葉

他人に命を任せない。
丸ごと預けない。
〝お医者さまの仰せのままに〟にはしない。
自分の命は自分で守ること。
それが、何よりも大事

STAFF

装丁　石川直美
（カメガイ デザイン オフィス）

写真提供　神尾真木子
NHK

DTP　美創

編集協力　西端洋子

SPECIAL THANKS

三友千春
池下敦洋（カフェフリーダ）
株式会社　総合PR

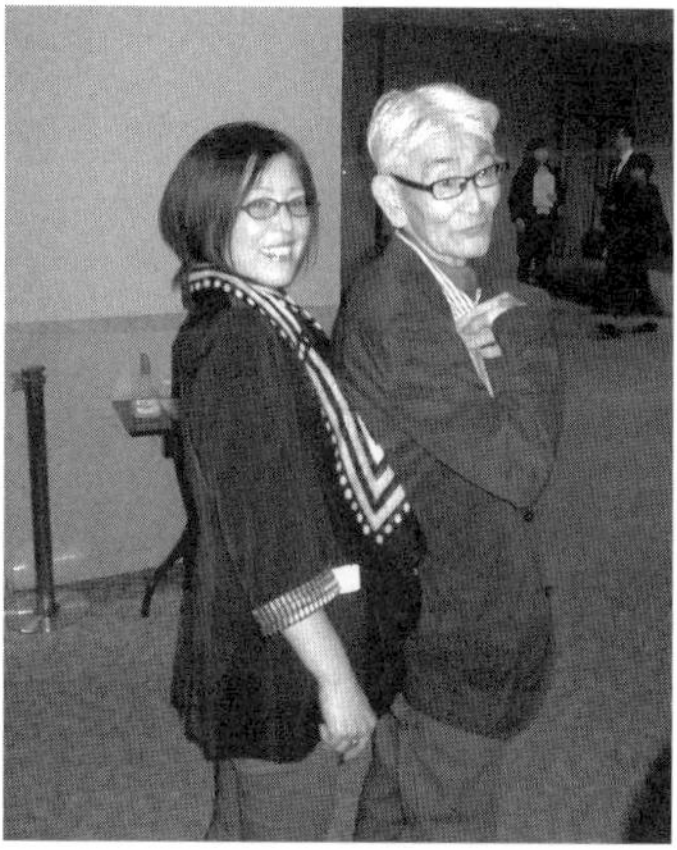

神尾真木子

かみお・まきこ

1968年群馬県生まれ。東京外語専門学校卒業後、都内にて、旅行関係の出版社編集局勤務。その後、前橋市にてタウン誌編集部や新聞社、デザイン会社に勤務。前橋でのイベントにて神尾哲男に出会い、2004年に結婚。2007年、夫と共に「レストラン＆ライブ ポコ」を開業、アシスタントとして働く。2013年の閉店後は、再びデザイン業務に携わりながら、「料理工房神尾。」を構え、料理指導や講演、出版等の活動をサポート。

がんで余命ゼロと言われた夫の
命を延ばす台所
14年も生きた奇跡の料理レシピ

2018年4月5日　第1刷発行

著　者　神尾真木子
発行人　見城 徹
編集人　福島広司

GENTOSHA

発行所　株式会社 幻冬舎
〒151-0051　東京都渋谷区千駄ヶ谷4-9-7
電話　03(5411)6211(編集)
03(5411)6222(営業)
振替　00120-8-767643
印刷・製本所　株式会社 光邦

検印廃止

Printed in Japan
ISBN978-4-344-03280-4　C0095
幻冬舎ホームページアドレス　http://www.gentosha.co.jp/

この本に関するご意見・ご感想をメールでお寄せいただく場合は、
comment@gentosha.co.jpまで。